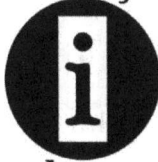

indayi

edition

Ernährungsbedingte
Krebserkrankungen

Besuche uns im Internet: www.indayi.de

indayi

i

edition

Bibliografische Information der Deutschen Nationalbibliothek:
Die Deutsche Nationalbibliothek verzeichnet diese Publikation in der Deutschen
Nationalbibliografie; detaillierte bibliografische Daten sind im Internet über
http://dnb.d-nb.de abrufbar.

3. Auflage von „Wie Ernährung Krebs heilt: KREBS - ich will dich besiegen, ich kann dich besiegen, ich werde dich besiegen!" unter neuem Titel, Januar 2016

Bildnachweise: Moringa amazingwellnessmag.com, Ölflasche Pixelio Uwe Wagschal, Palmöl oneVillage Initiative, via Wikimedia Commons, Zwiebel Amada44, via Wikimedia Commons, Ingwer Mgmoscatello, via Wikimedia Commons, Knoblauch Dubravko Sorić Sora, via Wikimedia Commons, Bananensammlung TimothyPilgrim via wikimedia commons, Himbeere Theo Crazzolara via wikimedia commons, Safou http://www.rohkostwiki.de/wiki/Safu, Graviola Muhammad Mahdi Karim via Wikimedia Commons, Zitrusfrüchte http://www.besserhaushalten.de/rezepte-kochen/kochtipps/vitaminkick-durch-zitrusfruechte.html, Mango http://www.afribiz.info/wp-content/uploads/2012/01/rsz_wild-mango_kuini_asit_ftg-wikimedia-1.jpg, Bitacola http://www.stylishranchgirl.com/wp-content/uploads/2014/09/kola-nut.jpg, Guave https://commons.wikimedia.org/wiki/File:Psidium_guajava_fruit.jpg, Baobab Lix via Wikimedia Commons, Habanero http://www.habanerosocial.com/wp-content/uploads/2013/12/habanero-peppers-1.jpg, Yams http://www.fraichacademy.fr/ligname/, Maniok Anneli Salo via Wikimedia Commons, Kokosnuss und Kokosöl http://www.jenny.gr/h-epidrash-tou-coconut-oil-sto-alzheimer/, Sheabutter https://simplesoaparie.files.wordpress.com/2015/07/shea-butter-in-bowl.jpg, gebratene Kochbanane Dmitri via Wikimedia Commons

Umschlaggestaltung, Satz und Lektorat: Birgit Pretzsch

Printed in Germany

ISBN-13: 978-3-946551-34-8

Dantse Dantse

KREBS
hasst Safou
fürchtet Moringa und
kapituliert vor Yams

**Lebensmittel und eine afrikanisch
inspirierte Ernährung, die dich vor Krebs
schützen und ihn bekämpfen!**

Kochbananen, Knoblauch, Ingwer, Okraschoten, Himbeeren und
noch viele andere Lebensmittel schützen dich vor Krebs und
helfen, ihn zu bekämpfen!

*afrikanisch inspiriert –
wissenschaftlich fundiert*

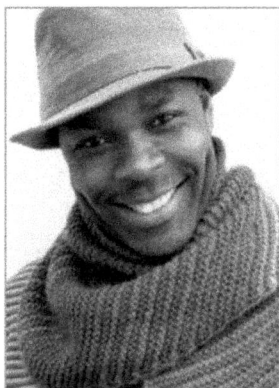

Über den Autor

Dantse Dantse ist gebürtiger Kameruner, hat in Deutschland studiert und lebt seit über 25 Jahren in Darmstadt. Er ist Vater von fünf Kindern, eine Art von Mensch, die man üblicherweise Lebenskünstler nennt. Unkonventionell, frei in seiner Person und in seiner Denkweise, unabhängig von Etabliertem, das er aber voll respektiert.

Als Kind lebte er mit insgesamt 25 Kindern zusammen. Sein Vater hatte drei amtlich verheiratete Frauen gleichzeitig, alle lebten in einer Anlage zusammen. Da bekommen Werte, wie Geben, Teilen, Gefühle, Liebe, Eifersucht, Geduld, Verständnis zeigen uvm. andere Akzente, als in einer sogenannten „normalen" Familie. Diese Kindheitserlebnisse, seine afrikanischen Wurzeln, der europäische Kultureinfluss auf ihn und seine jahrelangen Coachingerfahrungen lassen ihn manches anders sehen, anders handeln und anders sein, das hat etwas Erfrischendes.

Als erster Afrikaner, der einen in Deutschland einen Buchverlag, indayi edition, gegründet hat und als unkonventioneller Autor schreibt und veröffentlicht er gerne Bücher die seine interkulturellen Erfahrungen widerspiegeln, Bücher über Werte und über Themen, die die Gesellschaft nicht gerne anspricht und am liebsten unter den Teppich kehrt, die aber Millionen von Menschen betreffen, wie zum Beispiel Homosexualität in Afrika, weibliche Beschneidung, Sexualität, Organhandel, Rassismus, psychische Störungen, sexueller Missbrauch usw. Er schreibt und publiziert Bücher, die das Ziel haben, etwas zu erklären, zu verändern und zu verbessern – seien es seine Ratgeber, Sachbücher, Romane, Kinderbücher oder politischen Blog-Kommentare.

Inspiriert von seinen Erkenntnissen und Kenntnissen aus Afrika, die er in vielen Lehren gelernt hat, von seinen eigenen extremen

Erfahrungen und Experimenten – wie z.B. der übertriebene Aufnahme von Zucker, um die Wirkung auf die Psyche zu untersuchen – von wissenschaftlichen Studien und Forschungen und von Erfahrungen aus anderen Teilen der Welt hilft er durch sein Coaching sehr erfolgreich Frauen, Männern und Kindern in den Bereichen Ernährung, Gesundheit, Karriere, Stress, Burnout, Spiritualität, Körper, Familie und Liebe. Mit Dantse Dantse meistert man sein Leben!

Sein unverwechselbarer Schreibstil, geprägt von seiner afrikanischen und französischen Muttersprache, ist sein Erkennungsmerkmal und wurde im Text erhalten und nur behutsam lektoriert.

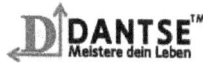

DantseLOGIK™
Meistere dein Leben

DantseLOGIK™
Meistere deine Beziehung

DantseLOGIK™
Meistere deine Familie

DantseLOGIK™
Meistere dein Gewicht

DantseLOGIK™
Meistere deine Gesundheit

DantseLOGIK™
Meistere deine Karriere

DantseLOGIK™
Meistere deine Kommunikation

DantseLOGIK™
Meistere deine Krise

DantseLOGIK™
Meistere deinen Stress

DantseLOGIK™
Meistere deine Männlichkeit

DantseLOGIK™
Meistere deine Weiblichkeit

Alle Marken von   **D DANTSE™**
Meistere dein Leben

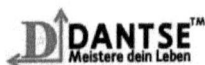

Coaching, das wie Magie
wirkt – das ist das Motto der

DantseLOGIK™
Meistere dein Leben

- DantseLOGIK. Logik, die Wunder wirkt.

- DantseLOGIK. Logik, die bewegt.

- DantseLOGIK. Logik, die glücklich macht.

- DantseLOGIK. Die Kraft zum Erfolg.

- DantseLOGIK. Heilt. Wirkt. Garantiert.

Über dieses Buch

Eine Ernährung, die vor Krebs schützt und ihn bekämpft. Das Anti-Krebs-Buch mit afrikanischen Erkenntnissen von Coach und Ernährungsexperte Dantse Dantse.

Ausreichend pflanzliches Öl beugt Brustkrebs vor! Yamswurzel – wegen ihres Vitamin B17 Gehalts – Graviola-Frucht und vor allem Moringa bieten erfolgreich und wirksam Krebszellen die Stirn!

Hier in diesem Buch erfährst du, warum und lernst außerdem viele neue sensationelle Ansätze kennen, damit der Krebs dir keine Angst mehr macht.

Dies ist ein wichtiges Buch, nicht nur für Heiler und Naturmediziner, sondern auch für Schulmediziner. Sie erfahren hier sehr viele innovative Herangehensweisen und überraschende Zusammenhänge, die man auf den ersten Blick nicht wahrnimmt.

Es ist ein sehr wichtiges Buch für Menschen, die eine genetische und familiäre Veranlagung für Krebs haben, für sie ist dieses Buch fast ein MUSS!

Krebs ist heute ein gutes Geschäft für die Pharmaindustrie und deswegen wird diese Krankheit so dargestellt, als ob sie zwangsläufig das Ende des Lebens sei. Nein, Krebs ist eine Krankheit wie alle anderen. Das bedeutet, dass sie bis zu einem gewissen Grade verhütbar und vermeidbar ist. Dabei ist die Ernährung eine erfolgreiche Möglichkeit, die Krebstherapie parallel zu begleiten und sie ist außerdem eine hervorragende Prävention gegen Krebs, wie viele Geschichten und Studien weltweit beweisen.

Warum ist dieses Buch afrikanisch inspiriert?

In fast allen Büchern über Krebs bekommen Menschen mehr oder weniger die gleichen Ratschläge. In diesem Buch bekommst du aber noch mehr Informationen, die dir vielleicht noch besser helfen. Du siehst Zusammenhänge, die du so vorher gar nicht in Betracht gezogen hättest. Viele Wahrheiten liegen nicht nur in der Schuldmedizin. Sie hat ihre Grenzen und da hilft die Naturmedizin in manchen Fällen vielleicht sogar besser.

Bereits die Schriften von Albert Schweitzer von 1913 geben Hinweise, warum Dantse Dantses Ratschläge hier afrikanisch inspiriert sein müssen:

„Bei meiner Ankunft in Gabun 1913 war ich überrascht, keine Krebsfälle vorzufinden. Bei den Eingeborenen 200 Meilen von der Küste entfernt, fand ich keinen einzigen Fall dieser heimtückischen Krankheit ... Dieses Fehlen von Krebs war anscheinend auf die Unterschiede zwischen der Ernährung der Eingeborenen und der der Europäer zurückzuführen."

Das Zitat findest du auf http://www.neue-krebstherapie.com/statistik/buch.htm

Afrika hat die niedrigste Erkrankungsrate an ernährungsbedingten Krebskrankheiten weltweit und so war es für Dantse Dantse selbstverständlich, zu studieren, warum das so ist. Er stellte fest, dass dies mit der Ernährung und der Auswahl bestimmter Lebensmittel zu tun hat, welche sehr effektiv Krebszellen in Schach halten und die man mittlerweile auch überall in Deutschland kaufen kann. Fast alle Lebensmittel, die Afrikaner zu sich nehmen, haben eine Anti-Krebs-Wirkung. Egal wo du recherchierst, du findest Studien und Aussagen, dass diese Lebensmittel Antioxidantien sind, gegen Krebs wirken und, und, und. Man kann ohne zu übertreiben sagen, dass die afrikanische Küche – das heißt das, was die Menschen ganz alltäglich auf den Teller bekommen, ohne dafür extra in eine Apotheke zu gehen – die beste Prävention gegen Krebs und chronische Krankheiten wie Alzheimer oder Parkinson (die dort fast inexistent sind) ist. Besonders für Menschen, die familiär oder genetisch eine Veranlagung haben oder die vorbelastet sind, ist diese afrikanisch-inspirierte Ernährung vielleicht gar die Rettung. Du wirst zum Beispiel einen Bericht über einen Patienten, der Krebs mit Maniok besiegte, lesen.

Ein weiteres gutes Beispiel ist Öl. Reichlich Öl im Essen hilft und ist eine der besten Präventionen gegen Krebs, wie Naturmediziner in Kamerun wissen. Es ist kein Zufall, dass viele Menschen, die an Krebs erkranken, eine fast fettfreie Ernährung vorziehen. Sie vermieden, oder vermeiden immer noch, das pflanzliche Öl. Ausreichend Öl ist sehr wichtig, um Krebs zu bekämpfen und ihm vorzubeugen. Eine Ernährungstherapie ohne Öl-Verzehr ist wie ein Auto, das fahren will und kein Öl im Motor hat. Viele Öle sind mächtige Antioxidantien. Manches Öl allein könnte schon erstaunliche Wirkungen zeigen. Das ist eine der Neuigkeiten, die du in diesem Buch finden wirst.

Das Buch bringt dir also neben Informationen, die dir bekannt sein werden, frischen Wind mit neuen Erkenntnissen, neuen Therapieansätzen, die in keinem anderen Buch so zusammengestellt sind. Du wirst hier Dinge für deine Gesundheit erfahren, die dein Leben verändern können, wenn du sie umsetzt. Ein Buch, das hilft wirklich.

Die Sterbe- und Erkrankungsrate von Krebs könnte laut molekularbiologischer Forschung um 75% reduziert werden, wenn frühzeitig vorgesorgt und präventiv vorgegangen würde. Das gilt auch, wenn man schon an Krebs erkrankt ist.

Die beste Krebsprävention und Unterstützung jeglicher Krebstherapie ist die Ernährung und der gesunder Lebensstil. Laut Studien sind mehr als 1/3 aller Krebserkrankungen ernährungsbedingt, das bedeutet auch, dass die Ernährung Krebs verhindern kann. Durch den Verzehr bestimmter Lebensmittel kann man das Krebsrisiko reduzieren, das erkennen auch

immer mehr Forscher und Wissenschaftler. Diese Meinung bestätigt die IARC (International Agency for Research on Cancer) ebenfalls in dem neuem Buch „International Agency for Research on Cancer: The First 50 Years, 1965–2015".
(http://www.iarc.fr/en/publications/books/iarc50/IARC_Ch4.2.3_web.pdf).

Das heißt, wenn man rechtzeitig an seiner Ernährung etwas ändert, trägt das aktiv dazu bei, das Risiko einer Erkrankung deutlich zu senken, die Krankheit zu besiegen oder ihre Entwicklung zu verzögern und die Ausbreitung zu verringern, auch bei genetischer Prädisposition.

In diesem Buch vereint der Dantse Dantse den neuesten wissenschaftlichen Stand der Forschung, Erkenntnisse aus der afrikanischen Naturmedizin und seinem Coaching, zu einem leicht verständlichen und umsetzbaren Ratgeber zur Vorbeugung, Heilung oder Verzögerung von Krebsentwicklung. Er berücksichtigt alle Aspekte unserer Ernährung, auch in Bereichen, die niemand erwartet hätte.

Die Frage ist nur noch: Wie genau und mit welchen Lebensmitteln? Denn nicht nur eine giftfreie Ernährung schützt uns vor Krebs oder bekämpft ihn, sondern auch die Auswahl und die Art der Lebensmittel. Bio ist gut, aber nur Bio allein, ohne genau darauf zu achten *welche* Lebensmittel man zu sich nimmt, schützt nicht effizient. Darüber hinaus ist die Qualität der Nahrungsmittel abgängig von der Art der Produktion. Ist Ingwer aus Kamerun identisch mit dem, der in China produziert wird? Was ist mit dem Boden, dem Klima, wie wurde geerntet? Welche Pestizide wurden benutzt?

Die Informationen in diesem Buch, abgerundet mit einfachen afrikanisch inspirierten Kochrezepten, die zeigen, wie du dich abwechslungsreich ernähren kannst und den Krebszellen ihre Nahrungsgrundlage entziehst – mit gesunden Fettsäuren, ausgewählten Anti-Krebs-Super-Kohlenhydraten, hochwertigen Proteinen gegen den Krebs – machen dieses Buch zu einem unverzichtbaren Werk für Kranke wie Gesunde.

Das Buch gibt Mut und Hoffnung und zeigt, dass es keinen Grund gibt, in Bezug auf Krebs in Angst und Panik zu verfallen und in die Knie zu gehen. Du kannst etwas tun. Du kannst den Krebs besiegen. Wenn du es willst, wirst du es auch tun. Deswegen fängst du jetzt an. Der erste Schritt ist es, dieses Buch zu lesen.

Die Ratschläge in diesem Buch sind dann extrem wirksam und helfen dir sehr, wenn du sie mit anderen ergänzenden Behandlungsmethoden kombinierst. Die Schulmedizin zusammen mit diesen Erkenntnissen werden dich dazu bringen, so oder so über den Krebs zu siegen.

***Für alle, die glauben, dass alles wissenschaftlich bewiesen werden muss, ist dieses Buch das falsche. Aber wenn du glaubst, dass dir neben der Schuldmedizin die Natur helfen und die positiven Effekten der Schulmedizin beschleunigen und nachhaltiger machen kann, ist dieses Buch ein wichtiges Hilfsmittel, um dich vor Krebs zu schützen.

Erklärung: Warum dieses Buch

Auf Anraten vieler Leser habe ich mich entschieden, eine Ratgeberserie über den Krebs zu schreiben. Vielen schrieben mir oder sprachen mich in Foren an und baten mich, die Informationen, die ich schon in anderen Büchern habe, in einem Extrabuch speziell über Krebs zu veröffentlichen, damit Menschen, die an Krebs erkrankt sind oder sich schützen wollen, die tollen und nützlichen afrikanisch-inspirierten Informationen aus diesen anderen Büchern erfahren:

„So macht uns Ernährung krank und Weißmehl blöd!": lange Besteller auf Amazon:

Nr. 1 in Kindle-Shop > eBooks > Naturwissenschaften & Technik > Ingenieurwissenschaft & Technik > Halbleiter
Nr. 1 in Kindle-Shop > eBooks > Fachbücher > Medizin > Alternative Heilmethoden
Nr. 1 in Kindle-Shop > eBooks > Ratgeber > Gesundheit & Medizin > Naturmedizin & alternative Heilmethoden

Und

„Leben ohne Medikamente: Iss und trink dich gesund!"

Lange Nr. 1 in Kindle-Shop > eBooks > Ratgeber > Gesundheit & Medizin > Beschwerden & Krankheiten > Krebs.

Diesem Wunsch der Leser und Menschen, die sich mit Krebs beschäftigen komme ich nun mit diesen drei Büchern nach:

„KREBS mag Weizen, liebt Zucker und knutscht Milch!"

„KREBS hasst Safou, fürchtet Moringa und kapituliert vor Yams."

„Das ultimative ANTI-Krebs Buch"

Inhaltsverzeichnis

Vorwort:
Vor Krebs knien wir nicht nieder

Eine gezielte afrikanische Ernährung kann den Krebs erfolgreich bremsen. Ernährung kann den Krebs wohl erfolgreich bekämpfen.

Ein französischer Arzt sagte zu meinem Vater: „Die Wirkstoffe vieler Medikamente, die wir hier in Europa patentiert haben, stammen aus afrikanischen Pflanzen und Lebensmitteln. Die afrikanischen Lebensmittel sind eine ganzheitliche Apotheke und wir machen Milliarden damit."

Wenn die Medikamente nicht viel Geld und Gewinn erzeugen würden, könnten wir heute mit Hilfe der Natur viele chronische Krankheiten heilen. Unser Pech ist aber, dass mit den Medikamenten so viel Geld gemacht wird. Eine Pflanze ist erst dann wertvoll, wenn die Pharmaindustrie ihren Wirkstoff patentiert hat und verkaufen kann. Große Teile von dem, was wir aus der Apotheke schlucken, um gesund zu sein, stammen aus der Natur. Die besten Freunde der Naturheilmittel sind nicht nur die Naturmediziner. Auch die Schulmedizin bedient sich zum einem großen Teil an Erkenntnissen aus der Natur und bei dem, was Lebensmittel sind und was sie machen können.

Inspiriert von meinen Erkenntnissen und Kenntnissen aus Afrika, die ich in vielen Lehren gelernt habe, von meinen eigenen Erfahrungen und Experimenten, von der Analyse wissenschaftlicher Studien und Forschungen und von Erfahrungen aus anderen Teilen der Welt, helfe ich als Ernährungsberater durch mein Coaching Frauen, Männern und Kindern, gesünder zu werden. Um diese tollen Erkenntnisse an mehr Menschen zu bringen und mehr Menschen zu helfen, habe ich mich entschieden, diese Buchreihe zu schreiben.

Du wirst generell erstaunt sein, wie viele deiner Beschwerden eine Ernährungsumstellung beseitigt, dich gesund macht, und du wirst staunen, wieviel du dabei abnimmst, wie viele Muskeln du aufbaust und wie viel vitaler und glücklicher du bist. Das ist fast magisch.

Viele Lebensmittel haben vorbeugende und vor allem nachhaltige Wirkung gegen den Krebs. Wichtig ist es, verschiedene Lebensmittel gleichzeitig zu sich zu nehmen und eine gesunde Ernährung als Grundbasis der Essgewohnheit zu übernehmen.

Wenn du auch nur einen Teil der Hinweise in diesem Buch befolgst, wirst du sehen, wie schnell es dir besser geht. Du wirst erfreut feststellen, dass viele deiner Beschwerden rasch verschwinden. Ich bin mir sehr sicher! Wenn nicht, nimm Kontakt mit mir auf und gemeinsam werden wir sehen, warum es nicht klappt.

In diesem Buch erhältst du allgemeine Hinweise, wie du deine Gesundheit ganzheitlich mit natürlichen Lebensmitteln stärkst, schützt, oder wiedererlangst und wie du ab jetzt dem Krebs vorbeugen kannst oder, wenn du an Krebs erkrankt bist, wie du mit Lebensmitteln seine Ausbreitung eindämmen oder sogar stoppen kannst.

Dieses Buch ersetzt in keiner Weise eine ärztliche Konsultationen oder Arztbesuche, aber es hilft dir, deine Gesundheit zu stärken, Krankheiten vorzubeugen und die medizinische Therapie zu unterstützen. Es gibt dir wieder ein schönes Gefühl, stärkt dein Selbstvertrauen und fördert einen besseren Kontakt zu dir. Denn die Natur bist du und du bist die Natur. Sich mit natürlichen Lebensmitteln und anderen natürlichen Mitteln auseinanderzusetzen, heißt, sich besser zu verstehen. Wer sich gut kennt und sich gut versteht, lebt gesünder, glücklicher und friedlicher, so sagt ein afrikanisches Sprichwort.

Ich erweitere dein Wissen und bereichere dich mit sehr vielen neuen Informationen und mit exklusiven Erkenntnissen über neue Stoffe und Lebensmittel, wie du es selten in einem Buch lesen wirst. Dies ist nur möglich, weil ich vieles aus Afrika mitbringe, neue Lebensmittel mit erstaunlichen Heilkräften, die zwar manchen Forschern und der Wissenschaft, aber noch nicht dem normalen Menschen bekannt sind.

Dieses Buch ist einfach geschrieben und für jeden leicht zu verstehen; hier findest du viele nützliche und ausführliche Informationen an einem Ort versammelt:

- Eine Liste aller Vitamine und Mineralstoffe: wo sie vorkommen, ihre Antikrebs-Funktion, was ein Mangel verursacht

- Eine Liste der Anti-Krebs-Vitamine und - Mineralstoffe

- Eine Liste der Gifte und Chemikalien in Lebensmitteln, die Krebs erzeugen und Gegenmaßnahmen

- Basische, bittere, säuerliche Lebensmittel und wie sie gegen Krebs wirken

- Alles über Antioxidantien, in welchen Lebensmitteln sie vorkommen und wie sie Krebszellen töten

- Eine Liste einiger Tropenlebensmittel mit starker Anti-Krebs-Heilkraft

- Eine Liste afrikanischer Wunder-Kohlenhydrate, effektivste Anti-Krebs-Kämpfer

- Eine detaillierte Auflistung vieler Anti-Krebs-Lebensmittel nach Nahrungsmittelbereichen: Anti-Krebs-Obst, Anti-Krebs-Nüsse, Anti-Krebs-Gemüse, Anti-Krebs-Fette und viel mehr

- Erklärung, warum pflanzliches Öl unverzichtbar ist im Kampf gegen Krebs

- **Wie man die Darmflora gesund bekommt und warum dies die Basis des erfolgreichen Kampfes gegen Krebs ist**

- **Wie die Sonne Krebs verhindert und Krebszellen hemmt**

- **Natürliche Antibiotika**

- **Afrikanisch inspirierte Kochrezepte für eine komplette Woche, die wirksam Krebs vorbeugen und die Entwicklung von Krebszellen verhindern**

- **Und noch vieles mehr**

Das Buch ist absichtlich frei von komplizierten Fachwörter und Fachdefinitionen, die sowieso niemand richtig versteht, damit du direkt, ohne viel zu überlegen, handeln kannst und verstehst, was dir guttut.

Ein Einstiegsbuch für jede Frau und jeden Mann, damit du selbst weitersuchst und verstehst, wie sehr das, was du isst, deine Gesundheit bestimmt. Diese Mischung aus Wissenschaft, meinem ganzheitlichen Coaching und meinen Kenntnissen aus Afrika, macht dieses Buch zu einem Wissensschatz für ein gesundes Leben und tut Menschen, die sich mit Krebs beschäftigen, gut.

ACHTUNG:

Die in diesem Buch und in allen meinen Büchern für dich bereitgestellten Gesundheits- und Medizininformationen ersetzen keine ärztliche Beratung oder Behandlung!

Einführung: Zusammenhang zwischen Ernährung, Lebensmitteln und der Gesundheit – eine kleine, persönliche Geschichte

Meine Mutter geht seit über 50 Jahren nicht zum Arzt, weil sie kaum krank ist; mein Bruder und meine Schwester, die beide in Deutschland studiert haben und heute wieder in Kamerun leben, haben seit Jahrzehnten nicht an die Tür eines Mediziners geklopft und auch ihre Kinder waren noch nie beim Arzt – sie sind nicht gegen Medizin oder Ärzte, aber alle erfreuen sich einer so robusten Gesundheit, dass sie kaum krank sind. Durch ihre Ernährung bekämpfen und verhindern sie Krankheiten ganz automatisch.

Schon in meiner Kindheit vor über 40 Jahren in Afrika habe ich gelernt, dass eine gute Ernährung und die richtige Auswahl an Lebensmitteln die halbe Gesundheit sind. Meine Eltern sagten uns immer, „gut gegessen und Gott lässt dich gesund". In diesem Satz steckt viel Wahrheit.

Ich wuchs zwar in einer sogenannten „modernen" Familie auf, aber unsere Ernährung blieb afrikanisch. Es fiel uns damals schon auf, dass befreundete Familien, auf ähnlichem sozialen Niveau, häufig über Gesundheitsbeschwerden klagten, wir staunten, wie häufig Eltern und Kinder krank wurden und zum Arzt mussten. Ein Nachbar fragte uns, warum wir so selten krank seien, seine Kinder müssten ständig Medikamente nehmen, drei der fünf Kinder hätten schon früh eine Brille gebraucht, die zwei ältesten hätten andauernd Bronchitis und alle waren übergewichtig. Mein Vater vermutete, dass die Beschwerden mit dem westlichen Ernährungsstil zusammenhingen, den die Familie übernommen hatte. Es wurde allgemein als Zeichen des sozialen Erfolges gesehen, wenn man versuchte, wie Europäer zu leben und sich von der gesunden afrikanischen Ernährung distanzierte. Ich erinnere mich, dass sich viele Menschen über uns lustig machten und meine Eltern kritisierten, weil es unserem sozialen Stand nicht angemessen sei, immer so afrikanisch zu essen – man solle doch zeigen, dass man „angekommen" sei!

Also gab es in der besagten Familie nicht mehr das warme afrikanische Frühstück, sondern Weißbrot mit Käse, super gezuckerte Dosenmilch von Nestlé, Kakaopulver, in dem fast kein echter Kakao ist, Dosenfisch, usw. Mittags und abends gab es nur noch Reis, mit Weißmehl panierte Gerichte, Fertiggerichte aus der Dose, Pommes mit Mayonnaise und Ketchup, diverse Joghurts und Puddings als Nachtisch, Wasser als Getränk war verschwunden und wurde ersetzt durch Cola und Fanta – alles erworben in den Supermärkten der „Weißen".

Ja, so sah die Ernährung der erfolgreichen Menschen in Kamerun aus. Man meinte, damit sei man „zivilisiert", so wie die Europäer. Mein Vater riet dem Nachbarn, für mindestens 3 Monate auf all diese Lebensmittel zu verzichten und auf die ursprüngliche, afrikanische Ernährung zurückzukommen, mit viel frischem Gemüse und Obst, mit Gewürzen, Ingwer, kaum Weißmehl und noch weniger Zucker und dem totalem Verzicht auf Dosenmilch. Dann sollte er schauen, wie sich die Dinge entwickeln. Und tatsächlich waren nach einigen Wochen viele der Beschwerden der Familie von alleine verschwunden und die Kinder brauchten kaum noch Medikamente. Die Ernährungsumstellung – weg von der industriell gefertigten Nahrung – hatte die Familie wieder gesund gemacht.

Während meiner Recherchen für mein Anti-Aging Buch las ich viel über Menschen, die lange und gesund lebten oder noch leben. Ich redete mit Menschen, die ohne medizinische Hilfe im Alter noch fit waren. Und mir fiel ein gemeinsamer Nenner auf: alle ernährten sich sehr gesund, vor allem mit sehr wenig sogenannter „Industrienahrung". Sie tranken kaum Cola oder Limo, sie aßen wenig Weißmehl und Milchprodukte aus konventioneller Tierhaltung, Fast Food war bei ihnen so gut wie verboten und Kaffee tranken sie kaum. Sie ernährten sich so, wie ich es aus meiner Kindheit kannte, und was man „unzivilisiert und primitiv" nannte.

Die normalen Essgewohnheiten meiner Heimat Kamerun sind genaugenommen bereits ein Diätprogramm und medizinische Kur in einem. Das Essen ist vielseitig, vitamin- und mineralstoffreich, basisch, enthält viel frisches, pestizidfreies Gemüse und Obst, es wird gut und scharf gewürzt, mit Chili, Ingwer und Kräutern, es gibt viel Fisch und gesundes Rindfleisch (die Rinder in Kamerun fressen nur Gras) und das Essen wird mit viel gesundem Pflanzenöl zubereitet – bevorzugt Palm-, Erdnuss- oder Kokosöl. Bei einer solchen Ernährung werden die Lebensmittel zu Naturheilmitteln für Körper und Seele und man ist ganzheitlich gesund. Viele Krankheiten, unter denen Menschen in den westlichen Ländern leiden, sind in weiten Teilen Afrikas unbekannt, da schon sehr früh darauf geachtet wird, dass man gesundes Essen zu sich nimmt, um Krankheiten vorzubeugen.

Studie: Afrikanische Ernährung zeigte Krebsrisikoverminderung in nur zwei Wochen

In nur zwei Wochen Ernährungsumstellung von der westlichen auf die afrikanische Ernährung, zeigten laut einer wissenschaftlichen Studie Afro-Amerikaner erste Zeichen einer Risikoverminderung an Darmkrebs zu erkranken. Darmkrebs ist eine der häufigsten Krebserkrankungen in den westlichen Ländern und die zweithäufigste tödliche Krebserkrankung.

Eine Studie über den Zusammenhang zwischen der westlichen Ernährungsart und Krebs wurde mit Afro-Amerikanern und Afrikanern durchgeführt. Die Afro-Amerikaner haben eine vielfach höhere Darmkrebsrate als die Afrikaner aus dem ländlichen Süden Afrikas. Dieser Unterschied war laut der Untersuchung weitgehend durch Unterschiede in der Ernährung zu erklären. Insbesondere bei Risikopersonen kann eine ballaststoffreiche Ernährung eine äußerst positive Wirkung auf das Darmkrebsrisiko haben.

Für die Studie wurden Menschen beider Gruppen zur Untersuchung herangezogen. Die Afro-Amerikaner, mit ihrem westlich orientierten Essen (viele tierische

Proteine und tierisches Fett) und die Afrikaner, mit ihrer ballaststoffreichen Ernährung.

Amerikanische und britische Wissenschaftler begannen damit, die Ernährung von 20 Afro-Amerikanern und 20 Afrikanern in der Provinz KwaZulu-Natal in Südafrika zu studieren. Sie stellten fest, dass Afro-Amerikaner zwei bis drei Mal mehr Fett und tierisches Eiweiß zu sich nehmen als die Afrikaner. Dazu aßen sie viel weniger Ballaststoffe als die Menschen in Afrika.

Die Forscher analysierten dann die Darmflora der beiden Gruppen. Sie fanden heraus, dass die amerikanische und die afrikanische Ernährungsart mit sehr unterschiedlichen Populationen von Darmbakterien assoziiert werden. Die Afrikaner hatten mehr Bakterien, die sich durch Kohlenhydrat-Gärung vermehren und andere, die Butyrit Säure produzieren. Die Amerikaner hatten mehr Bakterien, die Gallensäuren zerlegen. Die Koloskopie zeigte bei 9 Amerikanern die Präsenz von Polypen, die sich manchmal in Tumore verwandeln können. Diese Polypen sah man bei keinem Afrikaner.

Die Wissenschaftler baten dann die beide Gruppen, ihre Ernährung für zwei Wochen zu tauschen. Statt ihrer normalen Gerichte, die reich an Ballaststoffen sind, haben die Afrikaner sich mit viel Fett, Pommes, Kuchen, Burgern und mit vielem tierischem Eiweiß, wie Würstchen, ernährt. Die Afro-Amerikaner haben eine fettarme Ernährung, die reich an Ballaststoffen ist, bestehend aus Hülsenfrüchten, Gemüse und Obst zu sich genommen.

Nach zwei Wochen hat das Team der University of Pittsburgh und dem Imperial College London die Ergebnisse analysiert. Sie fanden heraus, dass die Afro-Amerikaner signifikant weniger Entzündungen des Dickdarms hatten, und dass die Krebs-Biomarker vermindert waren. Anders bei den Afrikanern. Sie schienen Anzeichen für ein erhöhtes Krebsrisiko zu haben (Vermehrung von Entzündungen).

„Wir waren von dem Ausmaß der Veränderungen beeindruckt. Wir dachten, wir würden ein paar Veränderungen hier und da finden, aber das, was wir fanden, war völlig unerwartet", sagte Stephen O'Keefe, der Leiter der Studie. **„Die Ergebnisse legen nahe, dass es nie zu spät ist, um das Risiko von Darmkrebs zu reduzieren",** fügte er hinzu.

Die Änderungen des Krebsrisikos fielen mit dramatischen Veränderungen in der Darmbakterien-Population zusammen. Mit der ballaststoffreichen Ernährung produzieren Darmbakterien mehr Buttersäure, während die westliche Ernährung zu einer erhöhten Produktion von Gallensäuren, die das Krebsrisiko erhöhen kann, führt. Viele andere Studien haben gezeigt, dass eine Ernährung, die an Ballaststoffen reich ist, das Risiko an Darmkrebs zu erkranken reduziert, ohne dass man bisher genau erklären konnte, wie der Mechanismus abläuft.

Diese Studie legt nahe, dass die Ernährung eine Wirkung auf das Krebsrisiko haben kann, über die Veränderung der Darmflora und die freigesetzten Substanzen im Darm.

Quelle: http://www.nature.com/articles/ncomms7342 (Veröffentlicht April 2015)

Was entscheidend ist für die natürliche Wirkungskraft der Lebensmittel gegen Krebs

Nach Auswertungen vieler Studien und Gesprächen mit Erkrankten, Naturmedizinern und Schulmedizinern habe ich festgestellt, dass Menschen, deren Ernährung besonders vielseitig und vorwiegend basisch ist, mit großen Mengen an Gewürzen und unterschiedlichen, antioxidativen Lebensmitteln, ein geringeres Krebsrisiko aufwiesen, bzw. dass sie, wenn sie an Krebs erkrankten, bessere Heilungschancen hatten. So konnten sie am besten die Therapie unterstützen.

Kochen ohne Gewürze und Kräuter wäre schon eine grobe Fahrlässigkeit gegen die eigene Gesundheit, denn Kräuter und Gewürze sind und wirken zum Teil wie echte Medikamente.

Entscheidend für die natürliche Wirkungskraft der Lebensmittel ist nicht nur die Qualität der Lebensmittel, ihre Herkunft und ihre Zubereitung, sondern auch die Auswahl (welche Lebensmittel) und am wichtigsten eine gesamte Ernährungsumstellung. Das bedeutete ein einzelnes Lebensmittel oder ein einziges Vitamin allein würde kaum eine Wirkung zeigen. Erst die Mischung von vielen unterschiedlichen guten Lebensmitteln und die Interaktion zwischen ihnen ist

nach meinen Recherchen der Schlüssel zum Erfolg.
So kannst du den Krebs besiegen.

A. Gesunde Ernährung – Basis des Kampfes gegen den Krebs

A 1. Grundvoraussetzung für eine Ernährungsart die heilt

Die Grundvoraussetzung damit Lebensmittel heilen und helfen ist, bestimmte Sachen zu wissen und dieses Wissen anzuwenden. Es ist wichtig, eine Grundeinstellung zu gesunden Lebensmitteln zu haben. Dabei spielen basische Lebensmittel, gesunde Öle sowie vitamin- und mineralstoffreiche Lebensmittel die zentrale Rolle.

Ich bereichere die Leser, indem ich viele exotische Lebensmittel mit aufliste, die es hier zu kaufen gibt, die aber viele noch nicht kennen und die wundersame Heilkräfte haben.

A 2. Gesunde Darmflora: Erste Voraussetzung für ein gesundes Abnehmen und eine erfolgreiche Krankheitsvorbeugung

Jegliche Regeneration, Entgiftung und Heilung beginnt im Darm, das bedeutet, über die Ernährung. Genauso wie das Abnehmen. Diese Erkenntnis hat eine zentrale Bedeutung in der afrikanischen Medizin.

Um gesund abzunehmen und Fett zu verbrennen, ist eine gesunde Flora und Darmschleimhaut erforderlich. Ist der Darm nicht in Ordnung ist kaum Heilung durch Lebensmittel und nachhaltiges Gewichtverlieren möglich, denn im Darm findet die Aufspaltung, Verarbeitung und Aufnahme von Nährstoffen statt und von dort werden sie dann im ganzen Körper verteilt.

Mit Kräutern kann man am besten seinen Darm reinigen und gesund bekommen. In meiner Herkunftsheimat gibt es eine Sauce mit über 20 Gewürzen, die man so trinken kann oder mit Maisbrei zusammen isst. Diese Sauce (Nkui) wäscht regelrecht den Bauch und beseitigt Darmschleimhautentzündungen.

Kräuter bekämpfen Krankheitserreger im Darm, Darminfektionen, Darmkrämpfe, Durchfall, stärken die Immunabwehr des Darms und regenerieren ihn, regen die Säurebildung an. Es handelt sich zum Beispiel um Oregano, Basilikum, Enzian, Anis, Sellerie, Dill, Kapuzinerkresse.

Mit Probiotika kann man dieses Ergebnis auch erfolgreich erreichen. Probiotische Milchsäurebakterien sind beispielsweise in Sauerkraut enthalten.

Weitere Lebensmittel, die die Darmflora reinigen und sie regenerieren lassen, sind:

- Ingwer
- Zwiebel
- Knoblauch
- Würde man bei der Essenzubereitung öfter diese drei Lebensmittel benutzen, am besten zusammen, bräuchte man kaum noch etwas Besonderes zu tun. Es würde ausreichen. Außerdem:
- Chilischoten, besonders frische runde Schoten. Sie sind mal grün, mal gelb oder rot. Sie enthalten einen Wirkstoff Namens Capsaicin. Dieser schützt den Magen viel besser als viele Medikamente. In Afrika wird Chili benutzt, um die kranke Darmflora zu behandeln und dies ganz einfach, indem man scharf kocht oder die Blätter der Pflanzen zu Tee macht und trinkt.
- Afrikanische Kohlenhydrate siehe Kapitel A 3.10.18

- Okra

- Bitter Blatt (Bitterleaf) und alle bitteren Gemüse, wie Chicorée, Artischocken und Schwarzwurzeln

- Sehr wirksam: Tee aus Guaven- und Mangoblättern und -rinde, wenn man will

- Bestimmte Obstsorten wie Äpfel (Braeburn), Heidelbeeren, Brombeeren, Grüne Mango, Bananen – sie haben eine desinfizierende Wirkung

- Vitamin C über Sanddornsaft

- natürliche „Antibiotika", wie kaltgeschleuderter Bienenhonig; lindern Entzündungen im Darm

- Pflanzliche Öle sind sehr wichtig bei der Wiederherstellung einer gesunden Darmflora

- Tees wie Pfefferminze, Kamille, Ingwer

In meinem Buch „Gesund und geheilt mit der Lebensmittelapotheke" kann man noch mehr darüber erfahren.

Mit Fasten kann man seine Darmflora ebenfalls bereinigen. Regelmäßige Fastentherapien wirken nach meiner eigenen Erfahrung meist besser als Medikamente.

A 3. Welche Lebensmittel machen uns gesund und wirken wie Tabletten?

A 3.1 Vitaminreiche Lebensmittel: Tabelle wichtiger Vitamine mit ihren Funktionen und eine Liste mit Lebensmitteln, in denen sie zu finden sind

Ich habe nicht alle Lebensmittel hier aufgenommen, damit die Liste noch übersichtlich bleibt. Viele der Lebensmittel kann man einfach auf dem hiesigen Markt finden. Es gibt exotische Lebensmittel wie Moringa oder Okra, die sehr viele verschiedene Vitamine enthalten. Über diese Tropenfrüchte und Lebensmittel werde ich ein separates Buch schreiben.

Vitamine werden in zwei Gruppen unterteilt:
1   Fettlösliche Vitamine : A, D, E, K
2   Wasserlösliche Vitamine: B-Gruppe und C

Name	Hauptvor-kommen	Wirksamkeit	Mangel
Vitamin A (Retinol)	Lebertran, Leber, Niere, Milchprodukte, Butter, Eigelb, als Provitamin A in Karotten	Normales Wachstum, Funktion und Schutz von Haut, Augen und Schleimhaut	Wachstums-stillstand, Nachtblind-heit

Name	Hauptvor-kommen	Wirksamkeit	Mangel
Pro Vitamin A Beta Carotin	In gelb-orangem und grünem Obst: Möhren, Apri-kose, Spinat, Melone, Kürbis Petersilie, Grünkohl, Süß-kartoffel	Vorstufe von Vit. A Antioxidantien machen freie Radikale un-schädlich un-terstützen das Immun-system.	Beschleunigt Alterungs-prozess
Folsäure	Leber, Eidotter, Aprikosen, Bohnen, grüne Blattgemüse, Möhren, Avo-cados, Melone, Apfelsinen, Vollkorn-produkte	Unverzichtbar für Wachstum und Zelltei-lung, insbe-sondere für die Bildung der roten Blutkörper-chen. Beson-ders wichtig für Frauen im fruchtbaren Alter. Fördert die Entwick-lung des Ner-vensystems beim ungebo-renen Kind	Erhöhtes Krebsrisiko, Müdigkeit, Verdauungs-probleme, Nervosität, schlechtes Gedächtnis, Schlaflosig-keit, Verwir-rung, Fehl-geburten Atemnot
Vitamin B1 (Thiamin)	Weizenkeime, Vollkorngetreide, Erbsen, Herz, Schweinefleisch, Hefe, Hafer-flocken, Leber,	Wichtig für das Nervensystem, Leistungs-schwäche, Schwanger-schaft, Mü-	schwere Muskel- und Nervenstö-rungen, Müdigkeit, Verdauungs-

Name	Hauptvor-kommen	Wirksamkeit	Mangel
	Naturreis,	ckenschutz (hochdosiert), Gewinnung von Energie im Körper, beein-flusst den Koh-lenhydratstoff-wechsel, wich-tig für die Schilddrüsen-funktion	störungen, Wassersucht, Herz-schwäche, Krämpfe, Lähmungen, Kribbeln in Armen und Beinen
Vitamin B2 (Riboflavin)	Milchprodukte, Fleisch, Voll-korngetreide, Käse, Eier, Le-ber, Seefisch, grünes Blatt-gemüse, Mol-kepulver	Wichtig für Körperwachs-tum, Verwer-tung von Fet-ten, Eiweiß und Kohlen-hydraten, gut für Haut, Nägel und Augen, wichtiger Ener-giebringer, Sau-erstoff-transport	(selten) Hautentzün-dungen, spröde Fin-gernägel, Blutarmut, Hornhauttrü-bung

Name	Hauptvor-kommen	Wirksamkeit	Mangel
Vitamin B3 (**Niacin**, Nicotin-säure)	Bierhefe, Erd-nüsse, Erbsen, Leber, Geflü-gel, Fisch, ma-geres Fleisch	Auf- und Ab-bau von Fett, Eiweiß und Kohlen-hydraten, gu-ter Schlaf	Haut- und Schleimhaut-entzündun-gen, Kopf-schmer-zen, Zittern, Schlafstö-rungen, Schwindel, Depression, Kribbeln und Taubheitsge-fühl in den Gliedmaßen
Vitamin B5 (**Pan-tothen-säure**)	Leber, Gemüse, Weizenkeime, Spargel, Fleisch, Krab-ben, Sonnen-blumen-kerne, Pumper-nickel	Gegen Ergrau-en, Haaraus-fall, Haar- und Schleimhaut-erkrankungen, wird benötigt zum Abbau von Fett, Ei-weißen und Kohlenhydraten	Nervenfunk-tionsstö-rungen, schlechte Wundhei-lungfrühes Ergrauen, geschwäch-tes Immun-system
Vitamin B6 (Pyridoxin)	Bananen, Nüs-se, Vollkorn-produkte, He-fe, Leber, Kar-toffeln, grüne Bohnen, Blu-menkohl, Ka-rotten	Hilft bei Reise-krankheit Ner-ven-schmerzen, Leberschaden, Prämenstru-ellem Syn-drom, Eiweiß-	(eher selten) Darmbe-schwerden, schlechte Haut, Müdig-keit, spröde Mundwinkel

Name	Hauptvor-kommen	Wirksamkeit	Mangel
		verdauung, mit Folsäure wichtigstes Schwanger-schaftshormon, Entgiftung	
Vitamin B7 (**Biotin**, Vitamin H)	Leber, Fleisch, Blumenkohl, Champignons, Vollkornpro-dukte, Ei, Avo-cado, Spinat, Milch	Hauterkran-kungen, Haar-wuchsschä-denLeberschä-den, unter-stützt Stoff-wechsel-vorgänge, wird zusammen mit Vitamin K zum Aufbau der Blutgerin-nungsfaktoren benötigt, un-terstützt Koh-lenhydrat- und Fettsäurestoff-wechsel für Haut und Schleimhäute	Erschöp-fungszustän-de, Hautent-zün-dungen, Muskel-schmerzen, Haarausfall, Übelkeit, Depression
Vitamin B9 (**Fol-säure**, Vitamin M)	Leber, Weizen-keime, Kürbis, Champignons, Spinat, Avoca-do	Leberschäden, Zellteilung, Heilung und Wachstum der Muskeln & Zellen, Eiweiß-	Blutarmut, Verdauungs-störungen, Störungen des Haar-, Knochen-

Name	Hauptvor-kommen	Wirksamkeit	Mangel
		stoffwechsel, Gewebeauf-bau	und Knorpel-wachstums
Vitamin B12 (Cobalamin)	Leber, Milch, Eigelb, Fisch, Fleisch, Aus-tern, Quark, Bierhefe	Aufbau Zell-kernsubstanz, Bildung von roten Blut-körperchen, Nerven-schmerzen, Haut- und Schleimhaut-erkrankungen, Leberschäden	Blutarmut, Nervenstö-rungen, nervöse Stö-rungen, Ver-änderung an der Lunge und am Rü-ckenmark
Vitamin C (Ascor-binsäure)	Hagebutten, Sanddorn, Zitrusfrüchte, Johannisbeere Kartoffeln, Paprika, Toma-ten, Kohl, Spi-nat, Gemüse, Rettich	Entzündungs- und Blutungs-hemmend, fördert Ab-wehrkräfte, schützt Zellen vor che-mischer Zer-störung, akti-viert Enzyme, Aufbau von Bindegewebe, Knochen und Zahnschmelz, schnellere Wundheilung, stabilisiert die Psyche	Zahnfleisch-bluten, Müdigkeit, Gelenk- und Kopf-schmerzen, schlechte Wundhei-lung, Appe-titmangel, Skorbut, Leistungs-schwäche

Name	Hauptvor-kommen	Wirksamkeit	Mangel
Vitamin D (Calciferol)	Lebertran, Leber, Milch, Eigelb, Butter, Meeresfische, Champignons, Avocado, Hering	Regelt Calcium- und Phosphat-haushalt, Knochenaufbau, fördert Kalziumaufnahme	Knochenver-krümmung- & -er-weichung, Osteomalazie, erhöhte Infekt-anfälligkeit, Muskel-schwäche
Vitamin E (Toco-pherole)	Sonnenblumen-, Mais-, Soja- und Weizen-keimöl, Nüsse, Leinsamen, Schwarzwurzel, Peperoni, Kohl, Avocado	Stärkung des Immunsys-tems, entzün-dungshem-mend, Zeller-neuerung, Schutz vor Radikalen, reguliert Cho-lesterinwerte und Hormon-haushalt, wich-tig für Blutge-fäße, Muskeln und Fortpflan-zungsorgane	(selten) Seh-schwche, Müdigkeit, Muskel-schwund, Unlust, Fort-pflanzungs-schwierigkei-ten
Vitamin K (Phyllo-chinone)	Kresse, Leber, Grünkohl, Kiwi, grünes Gemü-se, Zwiebeln, Haferflocken, Tomaten, Eier	Erforderlich für Bildung der Blutgerin-nungsfaktoren	Hohe Dosen von Vitamin A und E wir-ken Vitamin K entgegen

A.3.2 Mineralienreiche Lebensmittel: Tabelle wichtiger Mineralien & Spurenelemente und in welchen natürlichen Lebensmitteln sie enthalten sind

Der menschliche Körper kann ohne Mineralstoffe nicht gesund sein. Die Ursache vieler Krankheiten führen Mediziner auf fehlende Mineralstoffe zurück. Der menschliche Körper kann aber natürliche Mineralstoffe wie Kalium oder Magnesium nicht selbstständig produzieren, sondern kann sie nur über die Nahrung aufnehmen. Viele wissenschaftliche Studien zeigen, dass unser Körper künstliche Mineralstoffe nicht verwerten kann, deswegen ist die beste und richtige Zuführung nur mit natürlichen Mineralstoffen möglich.

Name	Hauptvorkommen	Wirksamkeit	Mangel
Bor B	Birnen, Trockenpflaumen, Rosinen, Hülsenfrüchte, Äpfel, Tomaten	Trägt dazu bei, Calciumverlust und Demineralisierung der Knochen zu verhindern. Kann Gedächtnis und kognitiven Funktionen verbessern.	Knochenerkrankungen, Wachstumsprobleme, Arthritis, Pilz- und bakterielle Infektionen

Name	Hauptvor-kommen	Wirksamkeit	Mangel
Calcium Ca	Milchprodukte Hülsenfrüchte, Gemüse, Tofu, Lachs, Nüsse	Baustein der Knochen und Zähne. Er-forderlich für die Nerven- und Muskel-funktionen.	Knochenent-kalkung, schlechtes Gebiss und Knochenge-rüst, Allergien, hoher Blut-druck, Migrä-ne, Herzprob-leme
Chlorid Cl	Kochsalz, Mee-resalgen, Fischprodukte, Seetang, Oli-ven, Meerwas-ser, Wasser des Großen Salz-sees	Regelt das Säure-Base-Gleichgewicht im Blut, bildet eine chemi-sche Verbin-dung mit Na-trium und Ka-lium. Regt die Leberfunktion an. Spielt eine wichtige Rolle bei der Verdauung.	Frühzeitiger Haar- und Zahnausfall
Chrom Cr	Vollkornpro-dukte, Fleisch, Fisch, Leber, Bierhefe, Pilze, Eidotter	Wirkt im Kör-per als Gluko-setoleranzfak-tor (GTF), der die Insulinwir-kung stimu-liert.	Reizbarkeit, Depressivität, Hypoglykämie, hoher Choles-terinspiegel Angstzustände, Diabetes,

Name	Hauptvor-kommen	Wirksamkeit	Mangel
Eisen **Fe**	Meeresalgen, Muscheln, Austern, Nüsse, Kakaopulver, rotes Fleisch, Eidotter	Bestandteil der roten Blutkörperchen. Wichtig für den Sauerstofftransport durch den Körper und für das Immunsystem. Ist Bestandteil verschiedener Stoffwechselenzyme.	Blutarmut, schlechtes Hörvermögen, Regelschmerzen, Restless-Legs-Syndrom, Müdigkeit
Jod **J**	Fisch, Krusten- und Schalentiere, Ananas, Meeresalgen, Rosinen, Milchprodukte	Bildung von Hormonen in der Schilddrüse. Gesunderhaltung von Haut, Haar und Nägeln.	Schilddrüsenprobleme, Kropf, zähe Schleimhaut

Name	Hauptvor-kommen	Wirksamkeit	Mangel
Kalium K	Nüsse, grüne Gemüse, Avocados, Bananen, Sojabohnenmehl, Kartoffeln, Wasser des Großen Salzsees	Bildet zusammen mit Natrium und Chlorid die lebenswichtigen Elektrolytsalze, die für das Flüssigkeitsgleichgewicht im Körper essenziell sind. Beteiligt an Muskelfunktionen, Nervenleitung, Herztätigkeit und Energieerzeugung. Stabilisiert die innere Zellstruktur.	Erbrechen, Benommenheit, Muskelschwäche und -lähmung, niedriger Blutdruck, Schläfrigkeit, Verwirrung, extreme Müdigkeit
Kupfer Cu	Avocados, Innereien, Rübensirup, Krustentiere, Austern, Nieren, Eidotter, Fisch, Hülsenfrüchte	Bestandteil (mit Zink und Mangan) des antioxidativen Enzymsystems. Erforderlich für die Pigmentsynthese und den Eisenstoffwechsel.	Blutarmut, Ödem, Blutungen, Probleme mit Hautpigmentierung, Haarprobleme, leichte Reizbarkeit, Verlust des Geschmackssinns, Appetitverlust

Name	Hauptvor-kommen	Wirksamkeit	Mangel
Magne-sium **Mg**	Wasser aus dem Großen Salzsee in Utah – einem der reichhaltigsten Vorkommen an natürlichem Magnesium. Naturreis, So-jabohnen, Nüsse, Fisch, Hülsenfrüchte, Vollkornpro-dukte, Bier-hefe, grünes Blattgemüse, Zartbitter-schokolade	Beteiligt an über 200 Funk-tionen im Kör-per. Spielt eine Rolle beim Knochenaufbau, der Energie-produktion und den Mus-kel- und Ner-venfunktionen. Auch bedeut-sam für Herz und Blutkreis-lauf. Bestand-teil vieler En-zyme. Co-Faktor für Vi-tamin B und C.	Unregelmä-ßiger Puls, Antriebs-mangel, Nie-rensteine, Asthma, Oste-oporose, De-pressivität und Angstzu-stände, PMS, Regelschmer-zen, Fibro-myalgie, Glau-kom, Diabetes, geringe Aus-dauer (insbe-sondere bei Sportlern), Schlaflosigkeit, Migräne, Zahn-fleischproble-mezu hoher Cholesterin-spiegel, hoher Blut-druck, Gehör-verlust, Pros-tataprobleme
Mangan **Mn**	Vollkornpro-dukte, Nüsse, Gemüse, Leber, Tee, Möhren	Bestandteil (mit Zink und Kupfer) des antioxidativen	Dermatitis, schlechte Ge-dächtnisfunk-tion, Epilepsie,

Name	Hauptvor-kommen	Wirksamkeit	Mangel
		Enzymsystems. Erforderlich für den Knochen-aufbau, die Gelenke und das Nerven-system.	Blutarmut, Diabetes, Herzbeschwer-den, Arthritis
Molyb-dän Mo	Buchweizen, Weizenkeime, Hülsenfrüchte, Leber, Voll-kornprodukte, Eier	Beteiligt am Stoffwechsel schwefelhalti-ger Amino-säuren und an der Produktion von Harnsäure. Antioxidans. Erforderlich für die Synthese von Taurin.	Impotenz bei Männern, leichte Reiz-barkeit, unre-gelmäßiger Puls
Natrium Na	Speisesalz, Schalentiere, Möhren, Arti-schocken, Rüben, ge-trocknetes Rindfleisch	Sorgt dafür, dass die Mus-keln und Ner-ven richtig funktionieren.	Sonnenstich, Benommen-heit durch Hitze

Name	Hauptvor-kommen	Wirksamkeit	Mangel
Phos-phor **P**	Fleisch, Hefe, Vollkornpro-dukte, Käse, Nüsse, Soja, Fisch	Erforderlich für den Gesamt-aufbau des Körpers. Be-standteil von ATP, dem Ener-gieträger in den Muskeln.	Verwirrung, Ap-petitmange, Schwäche, Reiz-barkeit, Sprach-probleme, ver-minderte Wider-standskraft gg. Infektionen, Blut-armut
Selen **Se**	Thunfisch, Hering, Toma-ten, Zwiebeln, Brokkoli, Wei-zenkeime und Kleie	Wirkt als Anti-oxidans und bietet Schutz vor Alterser-scheinungen. Trägt zur Prä-vention von Immunkrank-heiten bei.	Verminderte Immunität und Widerstands-kraft gegen Infektionen, verminderte Zeugungs-fähigkeit bei Männern, Al-tersflecken, verzögertes Wachstum
Vana-dium **V**	Petersilie, Ra-dieschen, Kopfsalat, Knochenmehl, Krebse	Bedeutsam für das Elektrolyt-gleichgewicht. Aktions-potentiale von Muskeln und Nerven. Kno-chen und Zäh-ne.	Nicht be-kannt

Name	Hauptvor-kommen	Wirksamkeit	Mangel
Zink **Zn**	Fleisch, Pilze, Saaten, Nüsse, Austern, Eier, Vollkornpro-dukte, Bierhefe	Hüter des Im-munsystems. Unentbehrlich für die Struktur und Funktion von Zellmem-branen. Erfor-derlich für die Fortpflanzung und den Blut-zuckerspiegel.	Unfruchtbar-keit bei Män-nern, Hautaus-schlag, Arthri-tis, Geschwüre, Wachstums-probleme, Allergien, Al-koholabhän-gigkeit

*** Dankend von www.orthoknowledge.eu/vitamine-tabel/

A 3.3 Antioxidantienreiche Lebensmittel, bekämpfen die Ursache von chronischen Entzündungen wie Krebs

Antioxidantien sind chemische Verbindungen, die die unerwünschte Oxidation anderer Substanzen gezielt verhindern. Sie sind Radikalenfänger. Freie Radikale attackieren Zellen und verursachen oxidativen Stress. Dieser gilt als mitverantwortlich für das Altern und wird mit der Entstehung einer Reihe von Krankheiten in Zusammenhang gebracht.

Antioxidantien schützen den Körper vor diesen Angriffen, indem sie die Kettenreaktionen der freien Radikalen unterbrechen. Sie verhindern so den oxidativen Stress und wenden Zellschäden ab.

Antioxidantien können noch viel mehr tun. Sie

- bieten Schutz vor Umweltschadstoffen
- bieten Schutz vor Alzheimer, vor Lungenerkrankungen wie Asthma oder Bronchitis, vor Krebs, Herzerkrankungen und Schlaganfällen, Arteriosklerose und schützen die Augen vor Makuladegeneration (Netzhautschädigung, die zum fortschreitenden Sehverlust führt)
- senken den Cholesterinspiegel
- verlangsamen den Alterungsprozess

- unterstützen den Körper im Kampf gegen Schäden durch Zigarettenrauch, Alkohol, schlechte Ernährung, Stress
- Und viel mehr

Antioxidantien findet man in vielen Gruppen unter anderem in: Vitaminen, Mineralien, Spurenelementen, Enzymen und sekundären Pflanzenstoffen.

A 3.3.1   Vorkommen natürlicher Antioxidantien

Vorkommen natürlicher Antioxidantien	
Verbindung(en)	**Lebensmittel mit hohem Gehalt**
Vitamin C (Ascorbinsäure)	Frisches Obst und Gemüse
Vitamin E (Tocopherole, Tocotrienole)	Pflanzenöle
Polyphenolische Antioxidantien (Resveratrol, Flavonoide)	Tee, Kaffee, Soja, Obst, Olivenöl, Kakao, Zimt, Oregano, Rotwein, Granatapfel
Carotinode (Lycopin, Betacarotin, Lutein)	Obst, Gemüse, Eier.

(Quelle: Wikipedia)

Muttermilch ist ebenfalls eine Quelle von Antioxidantien für das Baby. Eine Reihe von Antioxidantien wird als Bestandteil der Muttermilch an den Säugling weitergegeben, um dort ihre Wirkung zu entfalten.

A 3.3.2   Synthetische Antioxidantien

Es gibt nicht nur natürliche Antioxidantien, sie werden auch synthetisch hergestellt. Diese können aber gesundheitliche Risiken mit sich bringen. Krebsfördernde Wirkungen wurden schon in vielen Studien nachgewiesen. Bei einigen Antioxidationsmitteln wurde im Tierversuch belegt, dass Wachstum und Infektabwehr beeinträchtigt werden können. Beim Menschen können auch Allergien auftreten. Deswegen ist es ratsam, möglichst wenig solcher künstlichen Radikalenfänger zu sich zu nehmen.

Nur weil auf einem Fertiggericht „ Antioxidans" steht, sollte man nicht glauben, dass man etwas Gutes für seine Gesundheit tut!

In Lebensmitteln zugelassene synthetische Antioxidantien:

E 220 Schwefeldioxid
E 221 Sulfite Natriumsulfit
E 222 Natriumhydrogensulfit
E 223 Natriumdisulfit
E 224 Kaliumdisulfit
E 226 Kalziumsulfit
E 227 Kalziumhydrogensulfit
E 228 Kaliumhydrogensulfit
E 270 Milchsäure
E 300 Ascorbinsäure
E 301 Natrium-L-Ascorbat
E 302 Calcium-L-Ascorbat
E 304 Ascorbinsäureester
E 306 Tocopherol
E 307 Alpha-Tocopherol
E 308 Gamma-Tocopherol
E 309 Delta-Tocopherol
E 310 Propylgallat
E 311 Octygallat
E 312 Dodecylgallat
E 315 Isoascorbinsäure
E 316 Natriumisoascorbat
E 319 tertiär-
    Butylhydrochinon (TBHQ)
E 320 Butylhydroxianisol
E 321 Butylhydroxitoluol
E 322 Lecithin
 E 330 Citronensäure
E 331 & E 332 Salze der
    Zitronensäure

E 331 Natriumzitrat
E 332 Kaliumzitrat
E 385 Calcium-Dinatrium-
    EDTA
E 450 Diphosphate
E 450a Dinatriumdiphosphat
E 450b Trinatriumdiphos-
    phat
E 450c Tetranatriumdiphos-
    phat
E 450d Dikaliumdiphosphat
E 450e Trekaliumdiphosphat
E 450f Dikalziumdiphosphat
E 450g Kalziumdihydro-
    gendiphosphat
E 451 Triphosphate
E 451a Pentanatriumtriphos-
    phat
E 451b Pentakaliumtriphos
    phat
E 452 Polyphosphat
E 452a Natriumpolyphos-
    phat
E 452b Kaliumpolyphosphat
E 452c Natriumkalziumpoly
    phosphat
E 452d Kalziumpolyphos-
    phat
E 512 Zinn-II-Chlorid

Achtung: In folgenden verarbeiteten Lebensmitteln werden synthetische Antioxidantien eingesetzt (nur ein Auszug):

- Säuglingsanfangsnahrung

- Milchprodukte: Käse

- Fettes Essen, gesättigte Fette (Transfette), kalorienreiches Esse, Fertiggerichte, Fast Food, Tiefkühlessen, schlechtes Öl, Mayonnaise und Salatdressing, tierisches Fett, Pizza, paniertes Essen, usw.

- Fleisch- und Fleischersatzprodukte: Fleischwaren , Wurstwaren, Geräuchertes, Gepökeltes, Innereien, Schnitzel, Gebratenes Fleisch, Leberkäse, Tofu, aber auch Fisch und Fischkonserven

- Getrockneter oder gefrorener Fisch mit roter Haut, gesalzener Trockenfisch

- Nüsse mit Schalen

- Süßigkeiten, Speiseeis, Konfitüre, Kaugummi

- Obst und Gemüse: geschälte Kartoffeln, tiefgefrorene Kartoffelprodukte, getrocknete Kartoffelerzeugnisse, geschnittenes und verpacktes Gemüse und Obst, getrocknete Tomaten, weiße Gemüsesorten getrocknet oder tiefgefroren, Trockenfrüchte, Obstkonserven

- Gesüßte Getränke: ACE–Getränke, Fruchtgetränke , Fruchtnektar, gesüßte Säfte oder Soda wie

Cola und Limo; Tee und Kaffee mit Zucker, Energy-Drinks.

- Weizen: Weißmehl, Kuchen, Eierteigwaren, Brot, Teigwaren, Kuchenmischungen, Hefe
- Speiseöle, Speisefette

A 3.4 Omega-3-Fettsäuren – wichtige Bestandteile der Nahrung: Welche Lebensmittel enthalten die mehrfach ungesättigten Fettsäuren?

Omega-3-Fettsäuren gehören zu den mehrfach ungesättigten Fettsäuren, wie DHA und sind wichtige und notwendige Bestandteile unserer Ernährung und sie werden vor allem im Gehirn gebraucht. Das menschliche Gehirn besteht zu einem großen Teil aus DHA, das zur Stärkung der Hirnleistung und der Bekämpfung von zahlreichen Krankheiten, wie zum Beispiel Alzheimer, Herzinfarkt, Demenz, Thrombose und ADHs benötigt wird, außerdem hilft es gegen Übergewicht.

Omega-3-Fettsäuren werden weiter benötigt für: die Produktion von Hormonen, die Synthese von Eiweiß, die Bekämpfung von Entzündungen und Infektionen, die Bildung körpereigener Abwehrzellen. Sie schützen das Herz, senken die Blutfettwerte, den Blutdruck, reduzieren den Blutzuckerspielgel und vieles mehr.

DHA kann sowohl über die Nahrung, vor allem durch Öle von fettreichen Meeresfischen, wie Makrele, Hering, Aal und Lachs, zugeführt werden, als auch im menschlichen Organismus aus der essentiellen alpha-Linolensäure synthetisiert werden.

Gute Lebensmittel, die Omega-3-Fettsäuren enthalten:

- Fisch: Lachs, Hering, Thunfisch, Makrele, Aal

- Öl: Hanföl, Leinöl, Waldnussöl, Algenöl, Rapsöl, Sojaöl, diese enthalten zwar kein DHA und EPA, dafür jedoch deren Vorstufe, die Omega-3-Fettsäure ALA (Alpha-Linolensäure). Diese Vorstufe kann der Körper in DHA und EPA umwandeln. 20 Gramm Rapsöl (ca. zwei Esslöffel) entsprechen dabei etwa einer Menge von 1 bis 1,5 Gramm Omega-3-Fettsäuren. Das würde für den Tagesbedarf ausreichen.

- Leinsamen, Walnüsse

Eine längere Einnahme von sehr hohen Dosen an Omega-3-Fettsäuren aus Ernährungsergänzungsmitteln kann zu gesundheitlichen Problemen führen, wie zum Beispiel der Erhöhung des Cholesterinspiegels, der Schwächung des Immunsystems, der Vermehrung von Infektionskrankheiten und entzündungsbedingte Krankheiten, Übelkeit, Erbrechen, usw.

A 3.5 Reichlich pflanzliches Öl ist gesund und ein wirksames Anti-Krebs-Mittel

Öl macht nicht automatisch fett. Öl ist ein Heilmittel. Ohne Öl kann der Körper gar nicht funktionieren. Was Öl in unserem Körper leistet, funktioniert nach dem gleichen Prinzip wie Öl im Motor eines Autos. Ohne Öl „rostet" unser Körper.

Eine gute Balance aus gesättigten und ungesättigten Ölen tut dem Körper sehr gut.

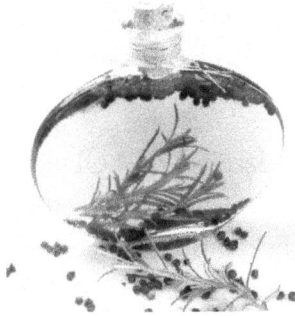

Ich finde nicht okay, wie manche Ernährungsberater uns weismachen wollen, dass Öl ungesund ist. Was Naturvölker seit tausenden von Jahren benutzen und womit sie auch Krankheiten bekämpfen, kann nicht heute ungesund sein. Man sollte nur vergleichen, um selbst die Wahrheit zu sehen. In den Ländern Afrikas und Asiens, zum Beispiel in Kamerun oder China, wird das Essen in reichlich pflanzlichem Öl zubereitet. Es wird viel frittiert. Aber wir finden dort Menschen mit den wenigsten Zivilisationskrankheiten, die mit Fett in Verbindung gebracht werden. Und in den westlichen Ländern findet man Menschen, die häufig an solchen Krankheiten leiden, obwohl sie sehr wenig Öl aus Pflanzen benutzen.

Während meiner Lehre in Afrika lernte ich, dass der Körper die Kombination aus gesättigten und ungesättigten pflanzlichen Ölen und sogar tierisches Fett aus Tierfleisch braucht. Es müssen nur gesunde Öle und gesunde Tiere sein.

Ich lernte sehr früh, dass jede Zelle unseres Körpers (Gehirn, Knochen, Haut, Muskel usw.) auf Fettsäuren angewiesen ist.

Wie ich bereits erklärt habe, ist Öl nicht ungesund, nur weil es fett ist. Im Gegenteil! Reines Öl ist nicht nur gesund, sondern bekämpft auch bestimmte Krankheiten und oft braucht der Körper erst dieses Mittel, um bestimmte Nährstoffe richtig zu transportieren und aufzunehmen.

Öl hilft auch bei der Gewichtsreduktion. Ich habe erzählt, dass wir als Kind reines Öl als Abführmittel nahmen und wie es auch wirkte. In Kamerun „trinkt" man Öl, sagt man. Aber die Menschen dort sind viel schlanker und muskulöser als Menschen hier in Europa. Ich selbst koche für meine ganze Familie in Deutschland mit reichlich Öl.

Öl ist ein Heilmittel

Gutes pflanzliches Öl (Kokosöl, Palmöl, Erdnuss-Öl, Olivenöl, Rapsöl auch Sonnenblumenöl) hilft dem Magen bei seiner Arbeit, es reinigt den Darm und hilft bei der Ausscheidung von schlechten Stoffen, Giften, Fetten und Müll aus dem Körper, es ist antibakteriell, schützt vor Infektionen, stärkt das Immunsystem, hilft beim Muskelaufbau, stärkt die Nerven, lässt uns Vitalstoffe gut aufnehmen. Palmöl zum Beispiel ist sehr gut gegen Übelkeit oder Vergiftungen. Auch bei Rauch und Gasvergiftungen benutzt man in Afrika Palmöl. Schwangere Frauen nehmen oft rohes Palmöl zu sich, damit es ihnen nicht schlecht wird und es hilft dem Kind sich gut zu entwickeln. Man sagte mir, dass es wichtig ist, dass Schwangere ständig und besonders kurz vor der Geburt Palmöl zu sich nehmen, denn es erleichtert die Geburt. Ich stellte fest, dass Frauen in Kamerun im Zuge der Werbung der Industrie immer mehr „moderne" Öle zu sich nehmen und auch schwierigerer Geburten haben als die Frauen früher. „Zufällige" Koinzidenz?

Öl hilft einer guten Verdauung und trägt dazu bei, dass das Essen lecker schmeckt und dass man weniger isst. Man ist schneller übersättigt und dadurch nimmt man auch ab. Öl kann sogar den schlechten Cholesterinspiegel senken.

Schlechte pflanzliche Öle, schlechte tierische Öle und Fette voller Chemikalien sind eine Gefahr für den Körper. Butter, Sahne und Co. sind mit großer Vorsicht zu verzehren, weil auch die Tiere, die uns diese Produkte geben mit Chemikalien vollgepumpt werden. Diese chemischen Zusatzstoffe landen automatisch in den Produkten dieser Tiere und vergiften uns, wenn wir sie verzehren.

In einem Bericht der Zeitschrift *Men's Health* 2010 stand Folgendes:

Fette haben wichtige Aufgaben im Körper. Sie bilden einen schützenden Bestandteil der Zellmembranen, dienen als Transporter für fettlösliche Vitamine, können im Körper als Depotfett gespeichert und bei Energiebedarf angezapft werden. Es gibt gesättigte, einfach ungesättigte und mehrfach ungesättigte Fettsäuren. Die mehrfach ungesättigten dürfen auf Ihrem Speiseplan nicht fehlen. „Wichtig ist die Balance von Omega-3- und Omega-6-Fettsäuren", sagt Ernährungswissenschaftlerin und Buchautorin Ulrike Gonder (Fett!, Hirzel-Verlag, um 17 Euro). „Omega-6-Fettsäuren nehmen Sie mit der Nahrung automatisch in ausreichendem Maße auf. Um aber auch eine entsprechende Menge an Omega-3-Fettsäuren zu bekommen, müssen Sie öfter mal Seefisch, Walnüsse, Lein- und Rapsöl auf die Speisekarte setzen." Die Omega-3-Fettsäuren kurbeln die Fettverbrennung und die Wärmeabgabe an, sie wirken gefäßerweiternd und blutdrucksenkend.

Ich würde sagen, dass gesunde und chemikalienfreie Öle gesund für den Körper sind und ungesunde Öle auch ungesund und gefährlich für den Körper sind. Aber Fakt ist, dass unsere Zellen, Membranen und Organe Öl brauchen.

Öl bewirkt, dass die Zellen jünger, stabiler und weniger anfällig für die Zerstörung durch freie Radikale bleiben. Öl bekämpft auch den Krebs und seine Entstehung. Besonders gegen Brustkrebs ist Öl sehr wichtig. Ist es ein Zufall, dass viele Frauen, die Brustkrebs haben, zu wenig Öl beim Kochen benutzen? Diese Erkenntnisse habe ich schon seit meiner Lehrzeiten vor fast 40 Jahren. Mit der beste Schutz gegen Brustkrebs ist das Öl, sagten meine Lehrer immer und dabei wären besonders Palmöl und Erdnussöl sehr wichtig. Sie enthalten auch zahlreiche phenolische Verbindungen, die stark antioxidativ wirken. Sie sollen auch helfen, dass der Körper die schulmedizinische Therapie besser erträgt und verträgt.

Gute Öle, besonders, wenn sie nicht mit Chemikalien vermischt sind, sind: Hanföl, Makadamiaöl, Sesamöl, Kürbiskernöl, Walnussöl, Mandelöl, Pekannussöl, Leinsamenöl, Avocadoöl, Kokosöl, Palmöl, Erdnussöl.

Fette gehören neben Kohlenhydraten und Proteinen zu den drei Grundnährstoffen. Ungesättigte Fette gelten als „gute" Fette, die in einfach und mehrfach ungesättigte Fette aufgeteilt werden. Nur die Omega-6-Fettsäure und die Omega-3-Fettsäure müssen mit der Nahrung zugeführt werden, deshalb werden sie auch als essentielle Fettsäuren bezeichnet.

Omega-6-Fettsäuren sind zum Beispiel für das Wachstum, Wundheilung oder zum Schutz gegen Infektion verantwortlich. Omega-3-Fettsäuren sind in Lachs, Thunfisch, Hering, Makrele und Tofu enthalten und Omega-6-Fettsäuren in Sonnenblumen-, Distel-, Mais- und Sojaöl. Mehrfach ungesättigte Fette stecken zum Beispiel in fetthaltigem Fisch wie Lachs, Hering und Makrele und in Pflanzenölen.

Einfach ungesättigte Fette sind zum Beispiel in Olivenöl, Rapskernöl oder Nüssen zu finden. Sie spielen eine wichtige Rolle in der Blutgerinnung und bei der Übertragung von Nervenbotschaften und verbessern die Balance des Cholesterinwertes.

Übergewicht und dessen Folgen entstehen nicht durch zu viel Fettaufnahme in der Ernährung, sondern durch schlechte Fette.

A 3.6 Natürliche Antibiotika, natürliche Lebensmittel, die antibakteriell und wie Antibiotika wirken

Tiere in der Natur haben auch manchmal chronische Infektionen, heilen sich aber selbst, ohne irgendwelche Industrie-Antibiotika, nur mit pflanzlichen Mitteln.

Mehrere tausend Tonnen Chemie-Antibiotika schlucken Menschen pro Jahr weltweit. Oft sind diese überflüssig und sie helfen auch gar nicht richtig bei allen Krankheiten. Diese Chemikalien können sogar noch weitere Krankheiten verursachen. Auch wenn die Wirksamkeit von Antibiotika bei vielen Krankheiten lebensrettend ist und nicht in Frage steht, kann man dennoch in vielen Fällen darauf verzichten und sich an die Natur wenden. Die Natur hat für die Menschen vorgesorgt und uns natürliche Mittel zur Verfügung gestellt, die zum Teil besser wirken als die Medikament aus dem Labor, die manchmal Milliarden gekostet haben.

Ätherische Öle sind Inhaltsstoff zahlreicher Lebensmittel und die Grundlage antibiotisch wirkender pflanzlicher Mittel.

Hier sind einige natürliche Lebensmittel, die das Wachstum anderer Mikroorganismen hemmen oder diese gar abtöten können:

- Moringa, ein Wundermittel, ein Mittel für alles
- Ingwer
- Zwiebel
- Knoblauch
- Heißes Palmöl
- Palmkerne gemahlen
- Wasserdost
- Cranberrys
- Thymian
- Schafgarbe

- Myrte
- Kapuzinerkresse
- Umckaloabowurzel
- Kapland-Pelargonie
- Kurkuma
- Propolis
- Honig
- Meerrettich
- Salbei
- Grüne Mango
- Grüne Papaya
- Scharfe Chili Schoten und ihre Blätter
- Okra

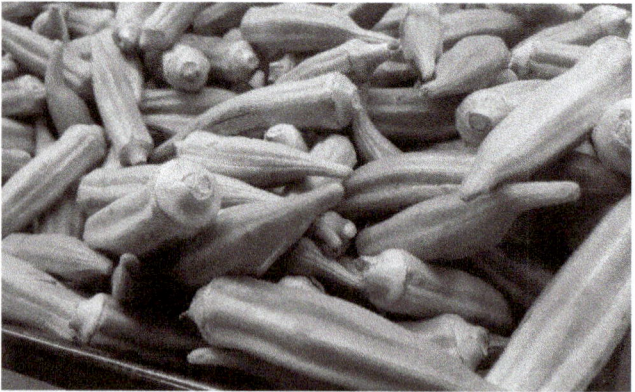

A 3.7 Ingwer, Zwiebel, Knoblauch: Drei magische, unterirdische, geheime Waffen für die Gesundheit , gegen das Übergewicht und Anti-Krebs

Die Mischung aus Ingwer, Knoblauch und Zwiebel ist eine Geheimwaffe par excellence gegen den Krebs. Beim Kochen ist es sehr ratsam, mindestens diese drei Gewürze frisch zu nutzen. Das Essen schmeckt dann nicht nur gut, sondern es ist auch gesund und heilt Krankheiten oder beugt ihnen vor.

Diese drei Wurzeln ständig in ausreichender Menge im Essen zu haben, beugt Krebs vor!

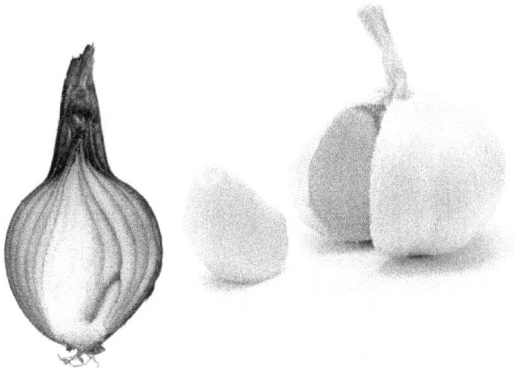

Zwiebeln regen die Verdauungsdrüsen an und bauen die Darmflora auf. Knoblauch ist sehr wichtig für den Körper. Knoblauch kann sehr viel, das wussten die Menschen schon vor tausenden von Jahren. In Afrika wird der Knoblauch sogar als „Dopingmittel" bezeichnet. Zusammengemischt mit Zwiebel und Ingwer hilft er sehr gut beim Abnehmen.

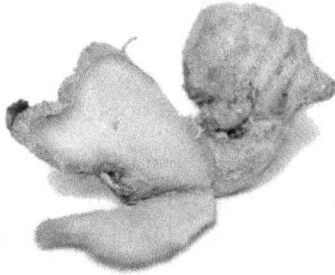

In Westafrika und in der Karibik nutzt man die gesunde Kraft des Ingwers seit mehr als 3000 Jahren, besonders in Westafrika. Erst vor einigen Jahren entdeckte die moderne Medizin die Kraft des Ingwers, aber die Pharmaindustrie ist die Gewinnerin dieser Erkenntnisse und nicht die Menschen, denen man nicht richtig und klar erklärt, wie und was sie mit Ingwer erreichen können.

Der Ingwer ist leicht scharf, wenn man ihn frisch isst und sehr würzig im Essen. Ingwer ist überdies eine hervorragende Quelle für stark wirksame sekundäre Pflanzenstoffe. Die Ingwerwurzeln regen den Appetit und den Kreislauf an, stärken den Magen und fördern die Verdauung, sie sind antibakteriell, fördern die Durchblutung, steigern die Produktion des Gallensaftes, bauen Fett im Körper ab, fördern die Lust auf Sex, sind ein starkes Anti-Erkältungsmittel, Anti-Krebsmittel und noch vieles mehr. Seitdem ich mich ständig mit Ingwer versorge, habe keine Erkältung mehr. Egal, ob Leute um mich herum erkältet sind oder nicht. Sobald die Erkältungswelle anfängt, esse ich ständig rohen Ingwer und lasse ihn einfach in meinem Mund wie ein Bonbon und werde davon geschützt.

Viele Studien zeigen die Anti-Krebswirkung dieser drei Wurzeln. Alle drei enthalten zahlreiche Antioxidantien und andere Stoffe, die effektiv gegen Krebs schützen. Die Naturmediziner, die ich in Kamerun traf, meinten, dass diese drei Gewürze zusammen mit scharfen Chili Schoten besonders beim Schutz vor Krebs oder gegen seine schnelle Entwicklung nachhaltig helfen. Wissenschaftliche Studien belegen, dass sie das Tumorwachstum hemmen und dabei greifen sie nur die kranken Zellen an. Gesunde Zellen werden nicht attackiert, sie werden sogar geschützt. Diese Wurzeln sind sehr geeignet gegen Brust-, Leber-, Lungen-, Darm-, Prostata- und Magenkrebs.

Wer sich mit den drei Gewürzen ernährt, soll das Krebsrisiko erheblich senken. In Kamerun werden diese drei als Standard für viele Gerichte benutzt. Die heilende Wirkung hat auch mit der Menge zu tun. Je mehr desto besser.

Ingwer ist zwar in der westlichen Kultur angekommen, aber sehr wenige Menschen kochen wirklich regelmäßig damit. Wenn sie einmal damit kochen, dann nehmen sie nur ein kleines Stück, nur ein oder zwei Zehen Knobloch und eine kleine Zwiebel. Und ganz selten alle drei zusammen. Das wirkt kaum. Die Menge macht auch die Heilkraft aus. Auch Ingwer-Tee wirkt nur, je höher die Konzentration des Ingwers im Tee ist. Dazu sollten diese Gewürze immer frisch benutzt werden. Ingwer am besten in Bio-Qualität, um ihn mit seiner Haut zu benutzen. In Afrika sagt man, dass in der Haut viele Heilstoffe liegen.

Wenn man beim Kochen diese drei Gewürze, die aus der Erde kommen, in das gute Öl mit hineinmischt, dann hilft man später dem Körper, den Großteil der Fette gesund zu verarbeiten, ohne dass sie sich als Fettpolster ablagern.

Dazu bekämpfen diese drei Gewürze das Übergewicht (auch eine Quelle von Krebserkrankungen) und psychische Krankheiten, wie Depression, Angst, Stress und vieles mehr.

A 3.8 Bittere Lebensmittel und Stoffe sind gut für unsere Gesundheit und helfen beim Abnehmen, bitter macht fit und schlank

Bitter macht gesund und schlank, sagte meine Mutter jedes Mal, wenn wir ein kamerunisches Gericht, genannt „Dolet", aßen. Dieses Gericht wird mit bitterem Gemüse zubereitet. Auch die Säfte dieses Gemüses tranken wir, um den „Bauch zu reinigen", wie man gewöhnlich sagte. In der Erkältungszeit riet man uns, Lebensmittel mit Bitterstoffen zu essen, sie würden das Immunsystem stärken.

Trink und iss bitter nicht nur für die Figur, sondern auch für die Gesundheit. Die ursprüngliche Ernährung des Menschen war nicht süß und salzig. Sie umfasste eine Vielzahl bitterstoffhaltiger Lebensmittel: Gewürze, Gemüse (Wurzeln und Blattgemüse) und Wildpflanzen.

Als ich meine Lehre in Kamerun über die Natur und ihre zahlreichen Möglichkeiten, den Menschen zu helfen absolvierte, sagte man mir, dass Stoffe, die für den Körper sehr wichtig sind sowie Giftstoffe nur dann gut aufgenommen bzw. ausgeschieden werden können, wenn unsere Verdauung einwandfrei funktioniert. Erst wenn die Verdauung optimal funktioniert, kann auch das Abnehmen nachhaltig erfolgreich und gesund sein. Bittere Lebensmittel helfen einer guten Verdauung.

Bittere Lebensmittel, wie z.B. Chicorée, regen durch die enthaltenen Bitterstoffe den Stoffwechsel an und fördern die Verdauung. „Er [Chicorée] regt die Bildung von Magensaft und Pankreassaft an und so die Verwertung von Lebensmitteln" sagt ein Wissenschaftler und bestätigt damit die seit Jahrtausenden vorhandenen Ur-Erkenntnisse aus Afrika.

Durch bittere Stoffe und Lebensmittel verringern sich die Heißhungerattacken. Außerdem hat man schneller ein Sättigungsgefühl und isst weniger.

Da bittere Lebensmittel die Lust auf süßes und ungesundes Essen reduzieren und selbst wenige Kalorien haben, tragen sie dazu bei, dass der Körper weniger Fett ansammelt und man daher Gewicht verliert.

Folgenden Gemüse und Kräuter enthalten große Mengen an Bitterstoffen:

- Artischocke
- Löwenzahn
- Baldrian (Katzenkraut)
- Chicorée
- Kohlrabi
- Radicchio
- Beifuß (auch Gänsekraut, wilder Wermut)
- Hopfen (wilder Hopfen)
- Endivien
- Rosenkohl
- Brokkoli
- Grapefruit
- Oliven
- Kakao (pur ohne Zucker)
- Pfefferminze
- Rucola

Mit diesen Lebensmitteln kann man tolle Gerichte und Getränke zubereiten!

A 3.9 Basische Lebensmittel, basische Ernährung: Die Basis für einen gesunden, ausgeglichenen und starken Körper und für die Beseitigung von Krankheiten

Die basische Ernährung versorgt den Menschen mit leicht aufnehmbaren basischen Mineralstoffen sowie mit allen Nähr- und Vitalstoffen, die der Körper benötigt, um in sein gesundes Gleichgewicht zu finden. Gleichzeitig verschont die basische Ernährung den Menschen mit all jenen sauren Stoffwechselrückständen, die bei der üblichen Ernährungsweise im Körper entstehen. Auf diese Weise wird der Säure-Basen-Haushalt harmonisiert, so dass in allen Körperbereichen wieder der richtige und gesunde pH-Wert entstehen kann. Das Ergebnis ist ein aktiver und gesunder Mensch voller Tatkraft und Lebensfreude.

http://www.zentrum-der-gesundheit.de/basische-ernaehrung-2.html#ixzz3NToymZj3

Eine basische Ernährung verhindert eine Übersäuerung des Körpers. Übersäuerung ist die Ursache von vielen chronischen Krankheiten und Beschwerden.

A 3.9.1 Tabellen basischer Lebensmittel und guter säurebildender Lebensmittel

Tabelle basenbildenden Obstes

Äpfel	Mangos
Ananas	Mirabellen
Aprikosen	Nektarinen
Avocados	Oliven (grün, schwarz)
Bananen	Orangen
Birnen	Pampelmusen
Clementinen	Papayas
frische Datteln	Pfirsiche
Erdbeeren	Pflaumen
Feigen	Preiselbeeren
Grapefruits	Quitten
Heidelbeeren	Reineclauden
Himbeeren	Stachelbeeren
Honigmelonen	Sternfrüchte
Johannisbeeren (rot, weiß, schwarz)	Wassermelonen
Kirschen (sauer, süß)	Weintrauben (weiß, rot)
Kiwis	Zitronen
Limetten	Zwetschgen
Mandarinen	

Tabelle basischer Kräuter und Salate

Basilikum	Lollo-Bionda-Salat
Bataviasalat	Majoran
Bohnenkraut	Meerrettich
Borretsch	Melde (spanischer Spinat)
Brennnessel	Melisse
Brunnenkresse	Muskatnuss
Chinakohl	Nelken
Chicoree	Oregano
Chilischoten	Petersilie
Dill	Pfeffer (weiß, rot, schwarz, grün)
Eichblattsalat	Pfefferminze
Eisbergsalat	Piment (Nelkenpfeffer)
Endivien	Portulak (Postelein)
Feldsalat	Radicchio
Fenchelsamen	Romanasalat
Friseesalat	Rosmarin
Gartenkresse	Rucola (Rauke)
Ingwer	Safran
Kapern	Salbei
Kardamom	Sauerampfer
Kerbel	Schnittlauch
Koriander	Schwarzkümmel
Kopfsalat	Sellerieblätter
Kreuzkümmel	Spinat, jung
Kümmel	Thymian
Kurkuma (Gelbwurz)	Vanille
Lattich	Ysop
Liebstöckel	Zimt
Löwenzahn	Zitronenmelisse
Lollo-Rosso-Salat	Zucchiniblüten

Tabelle basischer Sprossen und Keime

Alfalfa-Sprossen	Linsen-Sprossen
Amaranth-Sprossen	Mungobohnen-Sprossen
Braunhirse-Sprossen	Broccoli-Sprossen
Bockshornklee-Sprossen	Rettich-Sprossen
Rucola-Sprossen	Adzukibohnen-Sprossen
Hirse-Sprossen	Senfsprossen
Koriander-Sprossen	Sonnenblumkerne-Sprossen
Kresse	Weizenkeimlinge
Leinsamen-Sprossen	Gerstenkeimlingen

Tabelle basischer Nüsse und basischer Samen

Mandeln	Mandelmus
Erdmandeln	Maroni (Esskastanien)

Hinweis: Alle anderen Nüsse/Samen/Ölsaaten gehören zu den guten säurebildenden Lebensmitteln. Ihr Säurepotential kann durch Einweichen über Nacht, also kurzes Ankeimen noch weiter vermindert werden.

Tabelle basischen Eiweiß und basischer Nudeln

Lupinenmehl	Lupineneiweißtabletten
Basische Konjac-Nudeln	

Gute säurebildende Lebensmittel

- Nüsse (Walnüsse, Haselnüsse, Paranüsse, Pekannüsse, Macadamianüsse, etc.)

- Ölsaaten (Leinsaat, Sesam, Hanfsaat, Sonnenblumenkerne, Kürbiskerne, Mohn etc. – lässt man die Saaten keimen, werden sie – je nach Keimdauer – basisch)

- Hülsenfrüchte (Kernbohnen, Linsen, Kichererbsen, getrocknete Erbsen etc.)

- Kakaopulver in hoher Qualität, am besten in Rohkostqualität sowie selbst gemachte Schokolade

- Hirse

- Mais (z. B. auch Polenta, Maisteigwaren) in kleinen Mengen

- Pseudogetreide (Quinoa, Amaranth, Buchweizen)

- Bio-Getreide z. B. Dinkel, Kamut oder Gerste in kleinen Mengen – idealerweise als Keimbrot oder in Sprossenform (wenn keine Unverträglichkeiten oder Gesundheitsbeschwerden vorliegen)

- Getreideprodukte wie Bulgur und Couscous in kleinen Mengen, aber aus Dinkel, nicht aus Weizen

- In überschaubaren Mengen hochwertige tierische Produkte aus biologischer Landwirtschaft z. B. Bio-Eier oder Fisch aus Bio-Aquakultur

- Hochwertiger Bio-Tofu und hochwertige fermentierte Sojaprodukte wie Miso und Tempeh

- Hochwertige pflanzliche Proteinpulver (wenn ein Proteindefizit besteht) wie z. B. Hanfprotein oder Reisprotein

Quelle:http://www.zentrum-der-gesundheit.de/saure-und-basische-lebensmittel.html#ixzz3KncqLST6

Tabelle der Nährwerte basischer Lebensmittel

Lebensmittel-Nährwerte (pro 100 g)	kcal	kJ	BE	KH (g)	Fett (g)	EW (g)
Adzukibohnensprossen	52	219	0	3	0,5	3
Alfalfasprossen (Luzerne, Schneckenklee, Ewiger Klee)	24	100	0	0,4	0,7	4
Altbier, Alt-Bier	49	208	0,5	3	0	0,5
Amaranthsprossen	31	128	0	2	0,6	4
Ananas	55	234	1	12,4	0,2	0,5
Anistee	9	38	0	0,9	0,4	0,4
Apfel	54	228	1	11,4	0,6	0,3
Apfelsaft, grüner Apfel	48	202	1	11,1	0	0,1
Apfelsaft, roter Apfel	46	193	1	10,3	0,3	0,3
Apfelsinen (Orangen)	42	179	1	8,3	0,2	1
Aprikosen, Marillen	43	183	1	8,5	0,1	0,9
Auberginen, Melanzani, Melanzane	17	73	0	2,7	0,2	1,2
Austernpilze	11	45	0	0	0,1	2,3

Lebensmittel-Nährwerte (pro 100 g)	kcal	kJ	BE	KH (g)	Fett (g)	EW (g)
Avocados	221	909	0	0,4	23,5	1,9
Bananen (stark basisch wirkend)	88	374	2	20	0,2	1,2
Basilikum, frisch	46	194	0,5	7,5	0,7	2,4
Bataviasalat, roter Kopfsalat, Crisp-Salat	12	50	0	1,5	0,3	0,7
Berliner Weiße mit Schuss (Waldmeister, Himbeer)	51	214	0,6	7	0	0,3
Birnen	55	233	1	12,4	0,3	0,5
Bleichsellerie, Staudensellerie, Stielsellerie, Stangensellerie	15	65	0	2,2	0,2	1,2
Blumenkohl, Karfiol, Korfiol (stark basisch wirkend)	22	95	0	2,3	0,3	2,5
Bochkshornkleesprossen	25	1ß3	0	3,1	0,6	1,5

Lebensmittel-Nährwerte (pro 100 g)	kcal	kJ	BE	KH (g)	Fett (g)	EW (g)
Bohnen, grün (grüne Bohnen, Gartenbohnen, Prinzessbohnen, Keniabohnen, Buschbohnen, Stangenbohnen, Welschbohnen, Bräckbohnen, Türkische Erbsen, Rickbohnen, Schneidebohnen, Schnittbohnen, Fäsölchen, Fisolen)	33	138	0,5	5,1	0,2	2,4
Bohnen, weiß, reif (stark basisch wirkend)	260	1102	3	40,1	1,6	21,3
Bohnenkraut, getrocknet	307	1260	4,5	54	6	7
Borretsch, getrocknet	189	776	1,5	17	6	14,8
Boviste (Stäublinge)	18	73	0	1	1	1
Brechbohnen, Schnippelbohnen, Schnibbelbohnen (stark basisch wirkend)	29	122	0,5	5,1	0,2	1,5
Brennesseln	70	289	0,5	4,9	5,2	0,7
Brennnesseltee	3	13	0	0,5	0	0,1
Broccoli (Brokkoli)	26	111	0	2,5	0,2	3,3
Brunnenkresse	20	80	0	2,5	0,3	1,5

Lebensmittel-Nährwerte (pro 100 g)	kcal	kJ	BE	KH (g)	Fett (g)	EW (g)
Buttermilch, natur	40	170	0,5	4	1	3,5
Champignons (Eger-linge, Angerlinge)	16	67	0	0,6	0,3	2,7
Chicorée	17	70	0	2,3	0,2	1,3
Chili-Schoten, grün oder rot	19	81	0	2,9	0,3	1,2
Chinakohl	13	54	0	1,3	0,3	1,2
Chlorella-Alge, ge-trocknet (grüne Süß-wasser-Algen)	428	1798	1,5	18	11	60
Clementinen, Klemen-tinen	37	155	1	9	0,3	0,7
Dampfbier (obergärig, aber ähnlich Export-bier)	65	273	0,5	5	0	0,5
Datteln, frisch	56	235	1	12,90	0,1	0,5
Dill, frisch	51	216	0,5	6,6	0,9	3,8
Dill, getrocknet	373	1566	0,5	46,3	8,4	25
Eisbergsalat	13	55	0	1,9	0,3	0,7
Endivien, Frisée (ba-sisch wirkend)	10	43	0	0,3	0,2	1,8

Lebensmittel-Nährwerte (pro 100 g)	kcal	kJ	BE	KH (g)	Fett (g)	EW (g)
Erbsen, grün (stark basisch wirkend)	81	342	1	12,3	0,5	6,6
Erdbeeren	32	136	0,5	5,5	0,4	0,8
Espresso, schwarz	2	8	0	0,3	0	0,1
Feigen, frisch	61	260	1	12,9	0,5	1,3
Feigen, getrocknet (stark basisch wirkend)	250	1059	5	55	1,3	3,5
Feldsalat, Nüsschensalat, Ackersalat, Vogerlsalat, Mäuseöhrchensalat, Rapunzelsalat, Nüsslisalat, Nüsslersalat, Sonnenwirbel (stark basisch wirkend)	14	57	0	0,7	0,4	1,8
Fenchelsamen, getrocknet	376	1579	3,5	38	16	17
Fencheltee	10	42	0	1	0,4	0,4
Frühlingszwiebeln	24	104	0	3	0,5	2
Gartensalat (Kopfsalat, Grüner Salat, Buttersalat, Butterkopfsalat, Häuptlesalat, Lattich, Schmalzsalat, stark basisch wirkend)	11	48	0	1,1	0,2	1,3

Lebensmittel-Nährwerte (pro 100 g)	kcal	kJ	BE	KH (g)	Fett (g)	EW (g)
Gemeiner Riesen-schirmling (Parasol)	14	58	0	0	0,5	2,2
Gomasio, Gomashio (Sesam-Salz)	541	2272	0	0,9	50,6	15,9
Grapefruits, Pampel-musen	38	161	0,5	7,4	0,1	0,6
Grapefruitsaft, Pam-pelmusensaft	47	197	1	10,1	0,1	0,5
Grüner Kardamom, getrocknet	254	1068	5,5	62	7	12
Grünkohl, Braunkohl, Federkohl	37	157	0	3	0,9	4,3
Gurken (Salatgurken, Schlangengurken, stark basisch wirkend)	12	50	0	1,8	0,1	0,6
Heidelbeeren, Blau-beeren, Schwarzbee-ren, Bickbeeren, Wald-beeren, Wildbeeren, Mooßbeeren, Moos-beeren, Zeckbeeren	36	154	0,5	6,1	0,6	0,6
Himbeeren	34	143	0,5	4,8	0,3	1,3
Hokkaido-Kürbis, But-ternuss-Kürbis, But-ternut-Kürbis	64	270	1	12,6	0,6	1,7

91

Lebensmittel-Nährwerte (pro 100 g)	kcal	kJ	BE	KH (g)	Fett (g)	EW (g)
Ingwer	69	290	1	12	1	2,5
Ingwertee	2	8	0	0,6	0,1	0,2
Johannisbeeren, rot und weiß (Träuble, Meertrübeli, Ribiseln)	33	139	0,5	4,8	0,2	1,1
Johannisbeeren, schwarz	39	168	0,5	6,1	0,2	1,3
Kamillentee	3	13	0	0,5	0	0,1
Kapern (Konserve)	415	1756	4,5	52	20,2	6
Kartoffelbrei, fertig zubereitet (Stampfkartoffeln, Quetschkartoffeln, Kartoffelstampf, stark basisch wirkend)	74	312	1	12,2	1,9	2
Kartoffeln, roh (sehr stark basisch wirkend)	70	298	1,5	14,8	0,1	2
Keimsprossen (Durchschnittswerte für Braunhirsesprossen, Gerstensprossen, Koriandersamensprossen, Leinsamensprossen, Rettichsprossen usw.)	26	108	0	2,8	0,4	2,5
Kerbel, frisch	51	208	0,5	6,5	0,5	4,5

Lebensmittel-Nährwerte (pro 100 g)	kcal	kJ	BE	KH (g)	Fett (g)	EW (g)
Kirsche, sauer (Sauer-kirschen)	53	225	1	9,9	0,5	0,9
Kirsche, süß (Süßkir-schen, Herzkirschen)	62	265	1	13,2	0,3	0,9
Kiwi	51	215	1	9,1	0,6	1
Knollensellerie (stark basisch wirkend)	18	77	0	2,3	0,3	1,6
Kohlrabi, Oberrübe, Rübkohl, Kohlraben	24	102	0	3,7	0,1	1,9
Kölsch-Bier 4,9 Vol.%	56	235	0,5	4	0	0,5
Koriander, getrocknet	327	1371	2,5	26	18	12,5
Kresse, Brunnenkresse, Gartenkresse, frisch	33	139	0	2,4	0,7	4,2
Kreuzkümmelsamen, getrocknet	430	1764	3	35	22,5	18
Kümmelsamen	375	1576	3	37	15	20
Kümmeltee	10	42	0	0,9	0,4	0,5
Kürbis	24	101	0,5	4,6	0,1	1,1
Kürbiskerne, schalen-los gewachsen bzw. geschält	560	2369	1,5	14,2	45,6	24,3

93

Lebensmittel-Nährwerte (pro 100 g)	kcal	kJ	BE	KH (g)	Fett (g)	EW (g)
Kurkuma, Kurkume, Curcuma, gelber Ingwer, Safranwurzel, Gelbwurzel, getrocknet (farbgebend bei Curry)	366	1536	5	58,5	10	7,8
Lauch	24	103	0	3,2	0,3	2,2
Liebstöckel, Liebstöckl, frisch	51	210	0,5	6	1	4
Limonen, Limetten	31	130	0	1,9	2,4	0,5
Lindenblütentee	3	13	0	0,5	0	0,1
Löwenzahnblätter (stark basisch wirkend)	60	245	1	9,6	1,1	2,5
Majoran, getrocknet	292	1226	3,5	42	7	12,5
Mandarinen (stark basisch wirkend)	46	195	1	10,1	0,3	0,7
Mandelmus, Mandelnussmus	648	2720	1	9,5	56,5	19,8
Mandeln, süß, ohne Schale	599	2507	0,5	3,7	54,1	18,7
Mango	57	243	1	12,5	0,5	0,6
Mangold, Blattmangold, Schnittmangold, Rippenmangold, Stielmangold, Krautstiel, Rübstiel	14	59	0	0,7	0,3	2,1

Lebensmittel-Nährwerte (pro 100 g)	kcal	kJ	BE	KH (g)	Fett (g)	EW (g)
Meerrettich, Kren, frisch gerieben	67	281	1	12,2	0,5	2,9
Melde, Gartenmelde (spanischer Spinat)	24	99	0	2,9	0,3	2,1
Mini-Paprika, Snack-Paprika (Paprikaschoten, Paprika-Schoten)	37	154	0,5	6,4	0,5	1,4
Mirabellen	63	269	1,5	14	0,2	0,7
Mohnsamen	477	1976	0,5	4,2	42,2	20,2
Möhren (Karotten, Mohrrüben, gelbe Rüben, Rübli, Rüebli, Fingermöhren)	25	108	0,5	4,8	0,2	1
Molke, sauer (Käsewasser, Schotte, Sirte, Zieger, Waddike, Whey, Milch-Serum	21	89	0,5	4,2	0,2	0,6
Molke, süß (Käsewasser, Schotte, Sirte, Zieger, Waddike, Whey, Milch-Serum	25	106	0,5	4,7	0,2	0,8
Morcheln (eingeweicht)	10	40	0	0	0,3	1,7

Lebensmittel-Nährwerte (pro 100 g)	kcal	kJ	BE	KH (g)	Fett (g)	EW (g)
Muh-Err-Pilze, Judasohren, Holunderschwamm, Wolkenohrenpilze (eingeweicht)	10	40	0	0	0,3	1,7
Mungobohnensprossen, Mungobohnenkeimlinge, Mungbohnensprossen, Jerusalembohnensprossen, Lunjabohnensprossen, Mung Dal Sprossen, MungDaal Sprossen	24	99	0,5	2	0,2	3,2
Muskatnuss, getrocknet	548	2303	4	45	36,5	5,8
Nektarinen	42	180	1	9	0,1	1,4
Ofenkartoffeln (stark basisch wirkend)	111	467	1,5	16	4	2
Okrafrüchte, "Okraschoten", frisch	19	81	0	2,2	0,2	2
Oliven, grün, mariniert	138	569	0	1,8	13,9	1,4
Oliven, schwarz, mariniert	135	555	0	1,5	13,8	1,1
Orangensaft (O-Saft)	44	185	1	9	0,2	0,7

Lebensmittel-Nährwerte (pro 100 g)	kcal	kJ	BE	KH (g)	Fett (g)	EW (g)
Oregano, Dorst, echter Dost, wilder Thymian, getrocknet	349	1465	4	50	10,5	11
Papaya	12	53	0	2,4	0,1	0,5
Paprika, gelb (Paprika-schoten, Paprika-Schoten)	28	117	0,5	4,9	0,3	1,2
Paprika, grün (Paprika-schoten, Paprika-Schoten)	20	86	0	2,9	0,3	1,2
Paprika, rot (Paprika-schoten, Paprika-Schoten)	33	141	0,5	6,4	0,4	1
Pastinak, Pastinaken (roh)	58	245	1	12	0,2	0,7
Pellkartoffeln, gekocht, Stampfkartoffeln (stark basisch wirkend)	70	298	1,5	14,8	0,1	2
Petersilie (Blätter), frisch	50	214	0,5	7,4	0,4	4,4
Petersilie (Wurzel), frisch	41	174	0,5	6	0,5	2,9
Pfeffer, schwarz, ge-trocknet (schwarzer Pfeffer)	278	1166	4,5	51,9	3,3	11
Pfeffer, weiß, getrock-net (weißer Pfeffer)	278	1166	4,5	51,9	3,3	11

Lebensmittel-Nährwerte (pro 100 g)	kcal	kJ	BE	KH (g)	Fett (g)	EW (g)
Pfefferminze (frisch)	44	185	0,5	5,5	0,5	4
Pfefferminztee	3	13	0	0,5	0	0,1
Pfefferschoten, Peperoni	20	83	0	0,7	0,6	2,9
Pfifferlinge (Eierpilze, Eierschwammerln, Rehlinge)	11	47	0	0,2	0,5	1,5
Pfifferlinge, getrocknet (Eierpilze, Eierschwammerln, Rehlinge)	93	391	0	1,8	2,2	16,5
Pfirsiche	41	176	1	8,9	0,1	0,8
Pflaumen	48	205	1	10,2	0,2	0,6
Piment, getrocknet (Nelkenpfeffer)	314	1318	4	50	9	6
Porree	24	103	0	3,2	0,3	2,2
Portulak, gewöhnliches Tellerkraut, Kuba-Spinat, Winterportulak, Postelein	29	119	0,5	4,5	0,4	1,6
Preiselbeeren (Moosbeeren)	35	148	0,5	6,2	0,5	0,3
Quitten, Apfelquitten, Birnenquitten	39	165	0,5	6,9	1	0,4

Lebensmittel-Nährwerte (pro 100 g)	kcal	kJ	BE	KH (g)	Fett (g)	EW (g)
Radicchio (Lollorosso, Lollo rossa, roter Lollo), Radicchio-Treviso	13	53	0	1,5	0,2	1,2
Radieschen	14	58	0	2,2	0,1	1
Reineclaude, Reneclode, Reneclaude, Reneklode, Ringlotte, Ringlo	45	187	1	10,2	0,2	0,2
Rettich (stark basisch wirkend)	13	57	0	1,9	0,2	1
Romanasalat, Römersalat, Römischer Salat, Lattuga, Kochsalat, Bindesalat, Lattich, Fleischkraut, Zuckerhut, Herbstzichorie, Herbstchicorée	16	67	0	1,8	0,2	1,6
Romanesco (Blumenkohl-Art)	30	127	0	4,5	0,5	1,7
Rosinen (stark basisch wirkend)	277	1178	6	63,9	0,6	2,5
Rosmarin, frisch	60	252	1	10	2	0
Rote Rüben (Rote Beeten, Rote Beten, Randen, Rahnen, Rohnen stark basisch wirkend)	41	175	0	8,6	0,1	1,5

Lebensmittel-Nährwerte (pro 100 g)	kcal	kJ	BE	KH (g)	Fett (g)	EW (g)
Rotkohl, Rotkraut, Blaukraut	22	92	0	3,5	0,2	1,5
Rucola, Eichblattsalat, Rauke	11	48	0	1,1	0,2	1,3
Safran (Crocussativus), getrocknet	356	1496	5	61,5	6	11,5
Salbei-Gewürz, getrocknet	334	1403	3,5	43	12	11
Salbei, frisch	87	365	1	12	3,2	1,9
Salbeitee	9	38	0	0,9	0,4	0,4
Salzkartoffeln, gekocht (stark basisch wirkend)	70	298	1,5	15,4	0,1	1,8
Sauerampfer (stark basisch wirkend)	22	92	0	2	0,4	2,4
Schalotten (Edelzwiebeln, Lauchzwiebeln, Frühlingszwiebeln)	77	325	1,5	16,1	0,1	2,5
Schnittlauch, frisch	27	114	0	1,6	0,7	3,6
Schwarzwurzeln	16	66	0	1,6	0,4	1,4
Seetang (Seealgen, Meeresalgen)	54	228	1	12	0,5	1,8
Seetang, getrocknet (Seealgen, Meeresalgen)	278	1166	5	55	2	8
Sesampaste (Tahina, Tahini Sesampüree, Sesammus)	638	2680	0	1	60	18,1

Lebensmittel-Nährwerte (pro 100 g)	kcal	kJ	BE	KH (g)	Fett (g)	EW (g)
Sesamsamen	598	2472	0	1	58	18,2
Shitake, Shijtake, Shiitake, getrocknet	336	1411	4,5	53	3,5	20,5
Sojabohnen, reif (Sojabohnen)	323	1350	0,5	6,3	18,1	33,7
Sojaflocken (Soja-Flocken, Soyaflocken)	360	1512	0,5	4	20	37,5
Sojakleie	129	541	0,5	7	4	15
Sojamehl, Vollfett (Sojamehl)	347	1449	0	3,1	20,6	37,3
Sojamilch (Soyamilch)	36	151	0	0,7	1,9	3,6
Sojasahne (Soyasahne)	184	773	0	2	18	2
Sojasprossen (Soyasprossen)	50	211	0,5	4,7	1	5,5
Spargel (stark basisch wirkend)	18	77	0	2,2	0,2	1,9
Spinat, Blattspinat (stark basisch wirkend)	15	64	0	0,6	0,3	2,5
Spirulina, getrocknet (Algen in alkalischen Binnengewässern, antiviral gegen Epstein-Barr-Virus)	376	1579	0	3	12	60
Spitzkohl (Zuckerhut)	23	97	0	2,7	0,4	2

Lebensmittel-Nährwerte (pro 100 g)	kcal	kJ	BE	KH (g)	Fett (g)	EW (g)
Stachelbeeren	37	158	0,5	7,1	0,2	0,8
Steinpilze (Fichten-steinpilz, Bronzeröhr-ling bzw. Schwarzhüti-ger Steinpilz, Som-mersteinpilz, Kiefern-steinpilz, Herrenpilze)	20	85	0	0,5	0,4	3,6
Steinpilze, getrocknet (Fichtensteinpilz, Bron-zeröhrling bzw. Schwarzhütiger Stein-pilz, Sommersteinpilz, Kiefernsteinpilz, Her-renpilze)	124	523	0,5	4,1	3,2	19,7
Sternfrucht, Carambo-le, Karambole (oxal-säurehaltig)	44	185	1	9,5	0,3	0,5
Stielmus, roh, Rüb-stielmus	28	116	0	2,8	0,6	2,5
Süßkartoffeln, Batate, Weiße Kartoffeln, Knollenwinde, süße Kartoffeln	111	467	2	24,1	0,6	1,6
Tee, grün, ohne Zu-cker (Grüner Tee, Grüntee)	0	2	0	0,1	0	0

Lebensmittel-Nährwerte (pro 100 g)	kcal	kJ	BE	KH (g)	Fett (g)	EW (g)
Tee, Kräutertee	3	13	0	0,5	0	0,1
Tee, Mate grün /geröstet	0	2	0	0	0	0,1
Tee, weiß, ohne Zucker (Weißer Tee, Weißtee)	0	2	0	0,1	0	0
Thymian, getrocknet	292	1227	4	45	7,5	9
Thymiantee	3	13	0	0,5	0	0,1
Tomaten, Paradeisa, Paradeiser passiert (stark basisch wirkend)	19	79	0	2,7	0,2	1,2
Tomatensaft	17	71	0	2,9	0,1	0,8
Trüffeln, Trüffelpilze	40	167	0	3	1	4,3
Vanilleschoten (Orchideenart), getrocknet	278	1166	5	56,1	3,3	4
Wakame (Seaweed, Braunalgen z. B. für Miso) Achtung: etwa 15 mg Jod pro 100 Gramm!	55	229	1	9	1	2
Wassermelonen	37	159	1	8,3	0,2	0,6
Weintrauben, rot (Weinbeeren)	74	312	1,5	17	0,3	0,7
Weintrauben, weiß (Weinbeeren)	67	286	1,5	16,1	0,3	0,7

Lebensmittel-Nährwerte (pro 100 g)	kcal	kJ	BE	KH (g)	Fett (g)	EW (g)
Weiße Rüben, weiße Rübchen, Mairübchen, Mairüben, Nevetten, Navets	24	103	0	4,6	0,2	1
Weißkohl, Weißkraut, Kappes, Kaps, Kabis	25	104	0	4,1	0,2	1,4
Weizenbier (Weiße, Weißbier, Hefeweizenbier, Hefeweißbier)	52	222	0,5	3	0	0,3
Weizenbier alkoholfrei (Weiße, Weißbier, Hefeweizenbier, Hefeweißbier)	24	101	0,5	5,4	0	0,4
Wirsingkohl, Wirsching (stark basisch wirkend)	25	107	0	2,4	0,4	3
Ysopblätter (Bienenkraut, Duftisoppe, Eisenkraut, Eisop, Esope, Essigkraut, Gewürzysop, Heisop, Hisopo, Hizopf, Ibsche, Isop, Ispen. Josefskraut)	30	126	0	2,9	0,6	3
Zimtstangen, Zimtpulver	283	1189	5	57	3,5	4
Zitronen	35	151	0,5	3,2	0,6	0,7

Lebensmittel-Nährwerte (pro 100 g)	kcal	kJ	BE	KH (g)	Fett (g)	EW (g)
Zitronenmelisse, frisch	50	205	0,5	5,5	1	4,2
Zitronensaft	26	109	0	2,4	0,1	0,4
Zucchini, Zucchetti, Zuchine; Zucchine (Kürbis-Art)	18	76	0	2	0,4	1,6
Zuckermelonen, Honigmelonen	54	230	1	12,4	0,1	0,9
Zwetschgen, Zwetschen, Zwetschken, Quetschen (Pflaumenart)	40	168	1	8,9	0,1	0,6
Zwiebeln, rote Zwiebeln (stark basisch wirkend)	28	117	0	4,9	0,3	1,3

Quelle: http://www.lebensmittel-tabelle.de/basische-lebensmittel.html

Legende:
kcal = Kilokalorien
kJ = Kilo-Joule
BE = Brot-Einheiten (gerundet)
KH (g) = enthaltene Kohlenhydrate in Gramm
Fett (g) = enthaltenes Fett in Gramm
EW (g) = enthaltene Eiweiße/Proteine in Gramm.
1g Fett = 9,3 kcal
1g EW = 4,2 kcal
1g KH = 4,1 kcal
1g Alkohol = 7,0 kcal
1g org. Säure = 3,0 kcal

A 3.10 Einige Tropenlebensmittel mit starker Heilkraft

A 3.10.1 Moringabaum (Moringa Oleifera) – Der Wunderbaum

Die nährstoffreichste Pflanze der Welt, in Kamerun als „mother's best friend" oder „Baum des Lebens" bekannt, heilt viele Krankheiten und Krebs. Ich werde darüber ausführlicher in dem Buch „Gesund und vital: Heilkraft aus den Tropen" berichten.

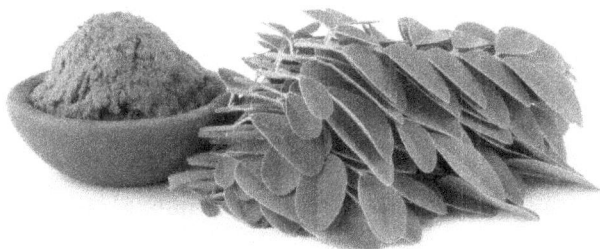

Dieser Baum scheint eine der wertvollsten Pflanzen und Lebensmittel für unsere Gesundheit zu sein und kann Hunderte von Krankheiten heilen. Erst als ich wegen meines Buchs über Krebs Naturmediziner in Kamerun besuchte, erfuhr ich von dieser Pflanze, die seit Jahrhunderten erfolgreich in der Naturmedizin benutzt wird, um chronische Krankheiten und Infektionen zu heilen.

In Kamerun wird fast alles an diesem Baum gegessen (Blätter, Rinde, Samen, Blüten, Schoten usw.). Ich habe lange gebraucht, um den wissenschaftlichen Namen dieser Pflanze zu erfahren. In Kamerun nennt man sie nur „Stirb-nicht-Pflanze, Mutters bester Freund, Baum des Lebens" usw. Ich wusste, dass der Baum ein Wunderbaum ist, ohne genau zu wissen warum. Erst als ich mehr darüber erfahren wollte und intensiv alle Pflanzen in Kamerun studierte, fand ich den Namen und war nicht überrascht, dass es weltweit schon wissenschaftliche Literatur und Studien darüber gibt. In Kamerun benutzt man Moringa, um viele Krankheiten zu behandeln, wie Anämie, Krebs, Mutter- und Kindersterblichkeit, Diabetes, Hautkrankheiten, Entzündungen, Wundheilung, Herz-Kreislauf-Erkrankungen, Rheuma, Demenz, Parkinson, AIDS, Augen- und Zahnkrankheiten, Impotenz, Bronchitis, Fieber, brüchige Knochen, Unterernährung, Durchfall, Magenschmerzen, Pilzinfektionen, kranke Darmflora und viele mehr.

Weiterhin kann Moringa verwendet werden, um Wasser durch die Zerstörung von 90 bis 99% der Bakterien zu reinigen. Seine Samen enthalten 40% Öl. Dieses Öl ist wertvoller als Olivenöl. Moringa ist ein Top Bio-Futtermittel für Tiere und ein hervorragendes Düngungsmittel.

Er besitzt einen enorm hohen **Gehalt an Nährstoffen, Vitaminen und Mineralstoffen** und hat ein extremes und außergewöhnliches antioxidatives Potential.

„Die Kombination und Zusammensetzung der **Vitalstoffe** ist sehr konzentriert, ausgewogen und einzigartig unter allen bekannten Pflanzen" ist zu lesen auf http://www.moringafarm.eu/. Laut dieser Seite enthält der Moringabaum:

14 Vitamine

13 Mineralien

8 essentielle Aminosäuren

10 nicht essentielle Aminosäuren

Omega-3-, -6- und -9-Fettsäuren

sekundäre Pflanzenstoffe

über 46 Antioxidantien

Zeatin, Salvestrole und Chlorophyll

Auf der Seite ist weiterhin zu lesen:

...Vergleichsergebnisse von Moringa Blattpulver zu 1058 Lebensmitteln, basierend auf der Grundlage des Ernährungs-Informations-Systems der Universität Hohenheim.

- 100 Gramm Blattpulver aus Moringa Oleifera enthalten im Vergleich:

- 17 x so viel Calcium wie 3,5%ige Kuhmilch

- 1,3 x mehr essentielle Aminosäuren als Eier

- 6 x mehr Alpha-Linolensäure als Linolsäure

- 1,9 x mehr Ballaststoffe als Vollkornweizen

- 8,8 x mehr Eisen als ein Rinderfilet (Lende)

- 6 x mehr herzschützende Polyphenole als Rotwein

- 4,7 x mehr Folsäure als Rinderleber

- 4,5 x mehr Vitamin E als Weizenkeimlinge
- 1,5 x mehr Zink als ein Schweineschnitzel
- etwa so viel Vitamin C wie ein Obstsalat
- 7 x mehr Magnesium als Garnelen
- 37 x mehr antioxidative Wirkung als Weintrauben
- 6,9 x mehr Vitamin B1 und B2 als Hefe
- 3 x mehr Kalium als Bananen
- bis 3 x mehr augenschützendes Lutein als Grünkohl
- 4 x mehr Vitamin A als Karotten
- sehr hohe Anteile an ungesättigten Fettsäuren (Omega 3, 6 und 9)
- des Weiteren sehr große Mengen an natürlichem Chlorophyll

A 3.10.2 Okra, ein weiteres Wunder (Heil-) Lebensmittel

Die Okra ist eine der ältesten Gemüsepflanzen. Sie ist eine aus dem Hochland Ostafrikas, aus Äthiopien, stammende Gemüsepflanze, die man in ganz Afrika isst. Der Name „Okra" kommt aus der Ibo-Sprache in Nigeria. Die Okra wird beim Kochen schleimig und wird als Sauce zu allen Kohlenhydraten mitgegessen oder auch einfach so als Salat.

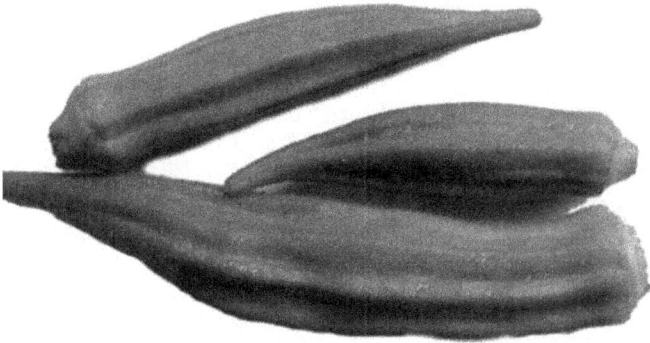

Okra ist die Quelle vieler Vitamine und Mineralstoffe.

Wer sich regelmäßig Okraschoten schmecken lässt, tut seinem Darm offenbar einen großen Gefallen. Das grüne Gemüse aus Afrika ist auf dem Vormarsch nach Europa. Dabei bewährt es sich nicht nur als wandelbare Zutat in der Küche, sondern entfaltet als geschätzte Heilpflanze auch seine gesundheitsfördernden Kräfte. www.zentrum-der-gesundheit.de

Nährwerte Okra* pro 100g / Tagesbedarf eines Erwachsenen:

Energie: 81 kJ / 19 kcal
Ballaststoffe: 4,9 g
Fett: 0,2 g
Kohlenhydrate: 2,2 g
Proteine: 2,1 g

Beta-Carotin: 394 µg / 800 µg
Vitamin C: 36 mg / 60 mg
Magnesium: 38 mg / 250-500 mg
Calcium: 64 mg / 800 mg

Eisen: 653 µg / 15 mg

Phosphor: 75 mg / 1000 mg

* Nährwertangaben für Okra laut DGE (Deutsche Gesellschaft für Ernährung)

Dazu kommen Vitamine B2, B3, B6, B9, Vitamin K, und Kupfer

In Afrika ist die Okra mehr als ein normales Lebensmittel, sie ist ein Medikament, ein Antioxidationsmittel.

Okra ist entzündungshemmend, senkt den Cholesterinspiegel und hilft bei Darmproblemen, Diabetes, schmerzhafter Regel, Entzündungen in Mund und Rachen, Asthma, Erkältung, Fieber, Impotenz, trockener Scheide, Lustlosigkeit, schmerzhafte Menstruation, Depression, schwachem Herzmuskel und vielem mehr.

Bestimmte Mischungen mit Okra wirken wie Viagra und stärken die Potenz.

Die Pharmaindustrie benutzt den Schleim der Okra, um Medikamente gegen Erkältung und Schmerzen in Brustraum herzustellen.

A 3.10.3 Djansang, Heilkraut aus Kamerun

Djansang oder Njangsa ist ein gelber Kern aus der grünen, nierenförmigen Frucht eines Baumes im Regenwald Afrikas. Er ist Nahrung und Medizin zugleich.

Das United States Department of Agriculture (USDA) und das Nationale Institut für Ernährung und Landwirtschaft der USA (NIFA) haben 2013 eine Studien über diesen Kern veranlasst, die zeigt, wie es wichtig ist.

Njangsa Kernöl ist reich an mehrfach ungesättigten Fettsäuren und Djansang ist reich an Kalzium, Magnesium, Eisen, Chlor, Phosphor, Kalium. Wie der Samen enthält das Öl Vitamin E und A, Proteine, Kohlenhydrate. Das Öl hat eine natürliche heilende und lindernde Wirkung für die Haut bei Verbrennungen. Es bietet auch Schutz gegen Sonnenbrand. Den Wert dieses Öls haben Kosmetikfirmen erkannt und benutzen es in zahlreichen Cremes. Die Frauen in Kamerun benutzen dieses Öl, um eine elastische und faltenfreie Haut zu haben.

Geröstet und zu einer Paste gemahlen, werden die Samen auch verwendet, um eine köstliche Sauce, erinnernd an Erdnusssauce, zu machen. Man kann aber die Kerne auch einfach so pürieren und Saucen damit verfeinern.

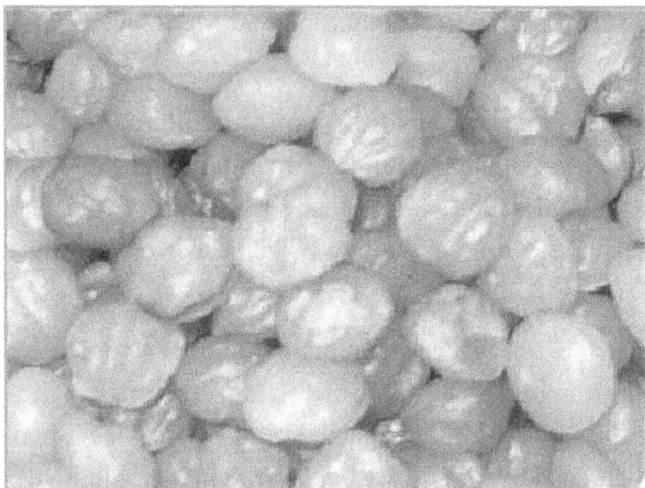

Die Blätter und Rinde von Djansang werden benutzt
um zahlreiche Krankheiten zu heilen oder ihnen vorzubeugen: Husten, Malaria, Gelbfieber, Magenschmerzen, Durchfall, Rheuma, Schlaflosigkeit, Herz-
Kreislaufkrankheiten, Entzündungen in Körper. Au-
genentzündungen und Unfruchtbarkeit bei Frauen. Es
ist ein sehr starkes Antioxidans gegen freie Radikale.

Djansang wird auch als natürliche Antibaby-Pille benutzt, es verbessert die Qualität der Muttermilch und
stärkt die sexuelle Lust und Potenz bei Frau und
Mann.

Djansang enthält Lupeol. Lupeol ist ein sekundärer
Pflanzenstoff, der zu den pentacyclischen Triterpenen
gehört und zugleich zur Gruppe der Alkohole zählt.
Lupeol ist seit mehr als hundert Jahren bekannt und ist
als potentiell leicht verfügbares Malaria- und Krebs-

mittel mit geringer Toxizität für die medizinische Forschung von Interesse. Es soll das Wachstum der Tu-
morzellen hemmen. Durch das Lupeol wirkt Djansang
auch antimikrobiell.

Djangsang-Kerne kann man in den meisten Afro-
Shops kaufen oder im Internet. Achtung vor Pulver, es
enthält oft Beimischungen. Am bestens kauft man die
Kerne und püriert sie selbst. Dann fügt man ein bisschen Olivenöl hinzu, lässt das Ganze ein paar Tage
stehen und filtert es dann. Das Öl benutzt man auch für
die Haut. Du wirst nach einiger Zeit erstaunliche Ergebnisse erleben.

A 3.10.4 Palmöl, besser als viele Anti-Krebs-Medikamente?

Palmöl, auch Palmfett genannt, wird aus dem Fruchtfleisch der Palmfrüchte gewonnen.

Der schlechte Ruf von Palmöl ist nicht nachzuvollzie-
hen, denn dieses Öl ist seit Jahrtausenden das wichtigste Öl in vielen Ländern Afrikas und andere Ländern. Es wird wegen seines hohen Gehaltes an gesättigten Fettsäuren als schlechtes Öl dargestellt. Dies ist
wieder einmal eine gravierende Fehleinschätzung.
(Kokosöl hat auch sehr viel gesättigte Säure, gilt aber
in den westlichen Nationen als „gutes Öl"). Die gesät-

tigten Fettsäuren stehen nicht allein da und das macht einen enormen Unterschied.

Viele Studien in Afrika an Menschen, die sich traditionell zum Großteil von Palmöl ernähren, haben die krankheitsverursachende Wirkung, die man gesättigten Fettsäuren zuschreibt, widerlegt: Herz-Kreislauf-Erkrankungen waren bei den Untersuchten so gut wie unbekannt, genauso wie bei Menschen, die viel Kokosöl zu sich nehmen. Außerdem sind diese Menschen sind viel schlanker und muskulöser als Einwohner der westlichen Länder.

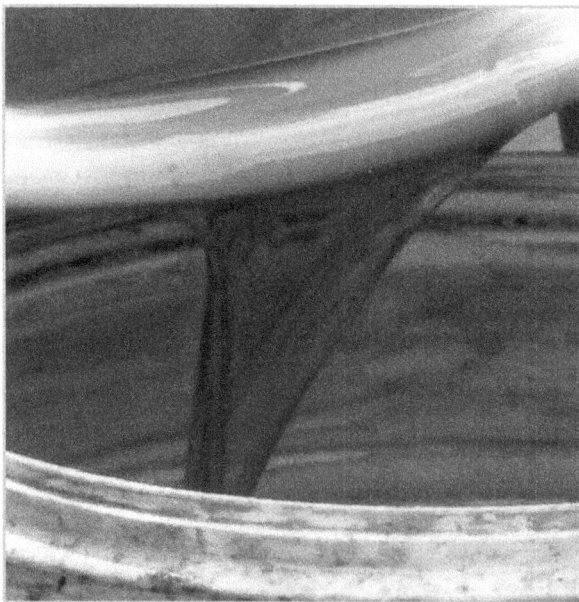

Zwar gilt das raffinierte Palmöl, wie fast alle raffinierten Öle, als ungesund, aber das natürliche Palmöl ist mehr als ein Nahrungsmittel: Es ist ein Medikament.

Ernährungsexperten sehen nur diesen Gehalt an Fettsäuren und schlagen Alarm. Dabei vergessen sie, dass gesättigtes Öl nicht per se böse ist, nein, es kommt auf die gesamte Zusammensetzung dieses Öls an, die viel wichtiger ist. Und diese Zusammensetzung von Stoffen ist bei Palmöl fast perfekt und damit ist es ein hervorragendes Mittel gegen das Wachstum von Krebstumoren. Es hilft gegen Herz-Kreislauf Erkrankungen, Alzheimer, Schlaganfall. Es wurde auch bewiesen, dass es den gefährlichen LDL-Cholesterinspiegel nachhaltig senkt.

„Das Rote Palmöl gilt als wahrer Nährstoff-Pool. Neben seiner ausgezeichneten Fettsäuren-Zusammensetzung enthält es auch Phytosterole, Flavonoide, Phenolsäuren, Glycolipide, Vitamin K, Q-10 und Squalen. Zudem ist es DIE Quelle für Vitamin E, denn es besitzt alle vier Tocotrienole, deren enorme antioxidative Aktivität bis zu 60 Mal höher ist als jene von normalem Vitamin E. In Verbindung mit seinem Beta-Carotin, Alpha-Carotin, Lycopin sowie weiteren 20 Carotinen ist es ein ausgezeichnetes antioxidatives Lebensmittel, das Zähne und Zahnfleisch vor den Angriffen freier Radikale schützt." So das Zentrum der Gesundheit (www.zentrum-der-gesundheit.de).

In Afrika wird Palmöl nicht nur benutzt, um zu kochen, sondern auch, um zu heilen. So wurden wir als Kinder bei Hautproblemen mit Palmöl eingecremt, haben bei Bauch- und Magenschmerzen Palmöl geleckt. Das Öl wurde benutzt, um Cellulite zu bekämpfen. Bei Hautverbrennungen wurde die Wunde mit Palmöl gesalbt. Viele Naturmediziner benutzten Palmöl auch, um chronische Krankheiten zu heilen, sogar Krebs. Es soll sehr gut gegen Prostata- und Brustkrebs sein, weil es auch die Metastasen bekämpfen soll, besser als eine Chemotherapie, gab mein Lehrer an. Palmöl wird schon heute bei der Behandlung von Brustkrebs eingesetzt. Auch Hautkrebs wird damit bekämpft.

Studien zeigen auch, dass Palmöl Thrombosen vorbeugt, indem es die Ablagerungen in den Arterien auflöst.

Der schlechte Ruf des Palmöls hat auch mit dem zu tun, was andere die Zerstörung von Wälder nennen. Aber der richtige Kampf wäre es, gegen die westlichen Konzernen, die Pharma- und Lebensmittelindustrie vorzugehen, für die der große Teil dieses Öl produziert wird. Viele Medikamente, Lebensmittel, kosmetische Produkte, die wir benutzen, die uns retten, satt und schöner machen enthalten Palmöl. Eine ganz einfache Logik wäre gewesen, dieses Öl, da es so „schlecht" ist, nicht in Medikamente zu tun, oder? Es ist schon erschreckend, wie man falsche Informationen verbreitet, um die Menschen zu beeinflussen, dabei ist dieses Öl reicher an, zum Beispiel, wichtigem Vitamin E als das Olivenöl, das auch gesättigte Fettsäuren enthält.

Palmöl und Brustkrebs

Palmöl soll Brustkrebs bekämpfen.

Palmöl ist sehr effizient gegen Brustkrebs, besser als das Medikament Docetaxel, wie eine Studie von Li Ka Shing von der Medizinischen Fakultät der Hongkong University und dem australischen Zentrum für die Erforschung von Prostatakrebs feststellte. Die Frucht der Ölpalme ist sehr reich an Tocotrienol. Experimente im Labor haben gezeigt, dass diese natürliche Verbindung mächtiger ist als Docetaxel, ein Medikament, das man in der Chemotherapie verwendet, um Brustkrebs zu behandeln. Die Forscher entdeckten, dass Tocotrienol eine Anti-Krebs-Wirkung hat. Es bekämpft die Metastasen und das ohne Nebenwirkungen wie sie die Chemotherapie hat, die dabei auch die gesunden Zellen angreift. Damit werden die Erkenntnisse der afrikanischen Naturmedizin bestätigt, die seit vielen Jahren Krebs mit Palmöl behandeln.

A 3.10.5 Kokosöl und Kokosnuss

Kokosöl zählt aufgrund seiner vielfältigen positiven Auswirkungen auf die Gesundheit zu den wertvollsten Lebensmittel. Es ist nicht nur zum Kochen da, es ist auch ein Medikament für Körper, Haut, Haare usw. und es regt die Verdauung an. Es wirkt antibakteriell, antiviral, antifungal und antiparasitär. Wegen der enthaltender Laurinsäure tötet es Bakterien, Viren und Pilze. Kokosöl hemmt chronische Entzündungen, reinigt die Darmflora und stärkt das Immunsystem. Kokosöl enthält außerdem viele mittelkettige Triglyceride und kann so sehr gut gegen Alzheimer eingesetzt werden.

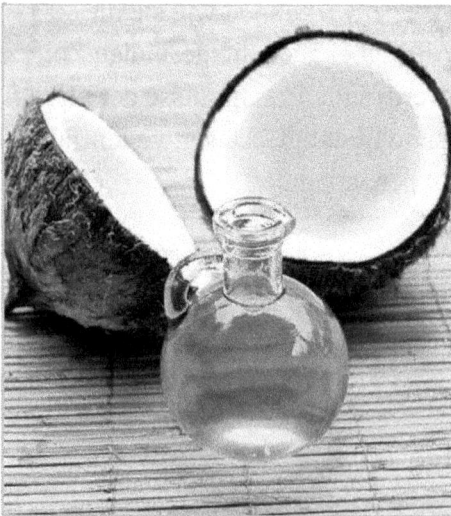

Die Kokosnuss beugt auch Krebs vor, in Kamerun wird sie Männern empfohlen, damit ihre Prostata gesund bleibt und Frauen, damit ihre Brüste gesund bleiben. Zahlreiche wissenschaftliche Studien bestätigen die Heilwirkung von Kokosöl gegen den Krebs und sogar gegen seine Entstehung. Es wird von Fällen berichten, bei denen Frauen mit Brustkrebs durch die tägliche Einnahme von Kokosöl gesünder wurden. Es hieß, die Metastasen wurden gestoppt und der Krebs bildete sich zurück.

Kokosöl kann Fettleibigkeit mindern, wie eine brasilianische Studie, die 2009 in der Zeitschrift *Lipids* veröffentlicht wurde, ergab. Frauen die 12 Wochen lang täglich 30 Milliliter Kokosöl zu sich nahmen, nahmen merklich ab. Die Frauen in der Vergleichsgruppe, die in derselben Zeit die gleiche Menge Sojaöl zu sich nahmen, verloren hingegen kein Gewicht.

Die Kokosnuss ist für ihre antibakterielle, antioxidative, antiparasitäre, blutzuckersenkende und immunstimulierende Wirkung bekannt. Sie enthält viele Vitamine, Mineralstoffe und Spurenelemente und versorgt den Körper unter anderem mit Calcium, Magnesium, Phosphor, Eisen, Natrium, Selen, Jod, Zink, Fluor und Mangan.

Der Kokosnuss wird auch eine Antistress- und eine Anti-Osteoporose Wirkung zugeschrieben. Sie verhindert Wassereinlagerungen und hilft bei der Gewichtsreduktion. Außerdem ist sie ein gutes Reinigungsmittel für den Körper und sehr gesund bei Parkinson- und Alzheimerleiden. Schwangere Frauen sollten Kokosnuss zu sich nehmen, sie ist eine ausgezeichnete Frucht für Mutter und Kind, weil sie mit ihren Nährstoffen, ihren Vitaminen und ihrer Energie eine große Hilfe in der Schwangerschaft ist.

Vor allem für Diabetiker ist die Kokosnuss sehr gesund. Die enthaltenen mittellangen Fettsäuren senken die Insulin-Resistenz und sie regen die Bauchspeicheldrüse an, mehr Insulin zu produzieren.

Kokosmilch ist stärkt das Herz-Kreislauf-System, sie kann die Nieren von schädlichen Stoffen befreien und sie schützt vor Erbrechen, Blähungen und urologischen Beschwerden. Kokosmilch hat ähnliche Eigenschaften wie Muttermilch und ist wegen des enthaltenen Vitamin C, des natürlichen Zuckers und den vielen Mineralstoffen für Kinder zu empfehlen.

A 3.10.6 Ananas: Gute-Laune-Frucht, Anti-Krebs-Frucht, ideal für Gehirn und ein Antidepressivum

Ein super Lebensmittel für die Psyche und zur Bekämpfung der Übersäuerung des Körpers und vieler Krankheiten.

Die Ananas ist nicht nur eine leckere Frucht, sie ist eine starkes Heilmittel, das unserem Körper wichtige Mineralien und Spurenelemente wie Magnesium, Calcium, Phosphor, Kalium, Eisen, Mangan, Zink und Jod zuführt. Die tropische Gute-Laune-Frucht ist auch ein Lieferant wichtiger Vitamine, unter anderem von Beta-Carotin (Pro-Vitamin A), Biotin, Vitamin C, Vitamin

E, Riboflavin, Thiamin, Niacin, und vielen mehr. Frischer Ananassaft wirkt sehr positiv bei Fieber.

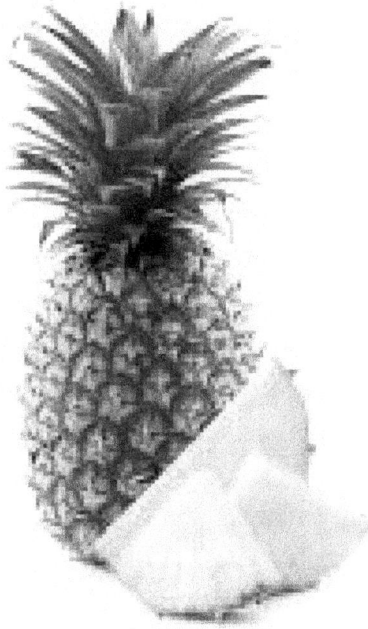

Ananas ist eine ideale Frucht, um bei der Entsäuerung des Körpers eine wichtige Rolle zu spielen, denn sie wirkt aufgrund ihrer Mineralstoffe sehr basisch.

Auch für die Psyche und bei Stresssituationen wirkt die Ananas wahre Wunder, sie macht gute Laune, ist gut für das Gehirn und die Haut und fördert die Lust auf Sex. Sie enthält natürliches Vanillin und den Neurotransmitter Serotonin und dessen Vorstufe Tryptophan, die gute Laune, gute Stimmung, Entspannung und Zufriedenheitsgefühle stimulieren, Heißhungerattacken bremsen, Zorn, Unruhe, Aggressivität, Ängsten und Nervosität entgegenwirken und außerdem euphorisierend und erotisierend wirken.

Tryptophan wird in den USA sogar als Antidepressivum, in Deutschland hingegen als mildes Schlaf- und Beruhigungsmittel angeboten. Es wurde festgestellt, dass Menschen, die Depression haben, einen sehr niedrigen Serotoninspiegel haben.

Ananas und Krebs

Ananas ist ein Antioxidans und verhindert erfolgreich Entzündungen im Körper und schützt ihn somit vor chronischen Krankheiten. Ananas enthält das Enzym Bromelain. Dieses kann auch gegen Krebs helfen. Eine Studie, die im Fachmagazin *Cancer Letter* veröffentlicht wurden, belegt diese Wirkung. Die Forscher konnten nachweisen, dass Bromelain bei der Krebs- und Tumorbildungsvorbeugung wirksam und hilfreich ist. Es ist entzündungshemmend und kann Immunzellen aktivieren und diese somit vor dem Sterben bewahren. Es scheint so zu sein, laut Studien, dass Bromelain auch ohne andere Therapie Krebszellen töten kann.

In Afrika wird Ananas auch bei Hautproblemen, Verletzungen, inneren und äußeren Entzündungen, Scharlach, Blasenbeschwerden, Nierenentzündungen und -schmerzen, Magen- und Verdauungsproblemen, Muskelverspannungen und Krämpfen, Halsschmerzen,

Erkältungen, Potenzproblemen, Lustlosigkeit usw.
eingesetzt.

Ananas macht schön. In Afrika benutzen Frauen Ananas, um Falten zu bekämpfen. Ananasfruchtfleisch wird püriert und als Maske auf die Haut gelegt. So werden abgestorbene Hautzellen entfernt und die Zellen können sich erneuern.

Wegen ihres Enzyms Bromelain hilft die Ananas außerdem dem Körper, Fett zu verbrennen und ihn zu entschlacken und zu entwässern. Sie regt die Verdauung an und hilft sehr effizient, Fett zu verbrennen. Deswegen ist sie eine Top-Frucht, wenn man Gewicht verlieren möchte.

A 3.10.7 Papaya, die Alleskönnerin

In Kamerun, meiner Geburtsheimat, wird Papaya nicht nur als leckere, kalorienarme Frucht gemocht, sondern auch als Arzneimittel benutzt. Internationale wissenschaftliche Studien belegen diese Erkenntnisse und dieses Wissen aus Afrika über die Wirkung der Papaya für die Gesundheit von Menschen und Tieren.

Man kann alles an der Papaya gebrauchen, die Haut der Frucht, das Fruchtfleisch, die schwarzen Kerne, die Blätter und den Saft des Baumes.

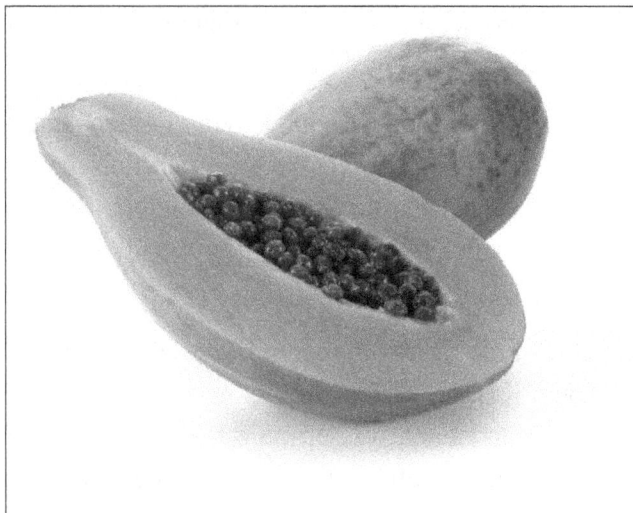

Wegen ihres Enzyms Papain und den essentiellen
Nährstoffen, die sie enthält (Magnesium, Calcium,
Kalium Mangan, Eisen, Selen, Phosphor, Kupfer,
Zink, Ballaststoffe), kann die Papaya gegen viele
Krankheiten helfen.

Magen-Darm-Beschwerden, Blähungen, Verstopfun-
gen, Magengeschwüren und Parasiten und bauchspei-
cheldrüsenbedingte Verdauungsbeschwerden werden
gelindert. Verantwortlich dafür sind das proteinspal-
tende Enzym Papain und die Ballaststoffe. Die Kerne
der Papaya werden in Kamerun als Entwurmungsmit-
tel benutzt.

Papaya hilft bei:

- Cellulite

- Falten und Hautproblemen

- Wundheilung

- Verbrennungen

- Ungesundem Sperma

- Entzündungen, Ödemen und Schwellungen (Papaya Blätter)

- Rheuma

- Krebszellen, wegen der enthaltenen Antioxidantien (Vitamine, Mineralien, Spurenelemente, Enzyme), die bekanntlich unsere Zellen schützen, indem sie uns vor freien Radikalen schützen

- Und vielem mehr

Die Papayakerne sind noch wertvoller als die Frucht selbst. Sie werden in Afrika auch als Verhütungsmittel benutzt und sind sehr wichtig für die Gesundheit von bestimmten inneren Organen, wie der Leber.

Isoliertes Chymopapain wird zur Injektionsbehandlung von Bandscheibenschäden benutzt.

A 3.10.8 Avocado gegen das Cholesterin und Leukämie

Die Avocado ist eine Frucht mit sehr gesundem, pflanzlichem Fett, die sehr wichtige Vitamine (A, E, Beta und Alpha-Carotin, Biotin) enthält. Die Avocado verbessert die Aufnahme von fettlöslichen Nährstoffen merklich.

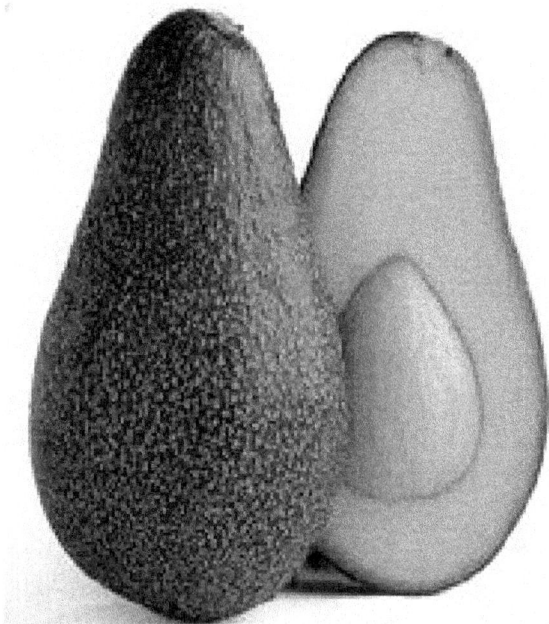

Entgegen der früheren Annahme in den westlichen Ländern, dass die Avocado wegen ihres hohen Anteils an Fett auch dick mache, zeigen viele Studien, wie zum Beispiel die im *Journal of the American Heart Association* veröffentlichte, eindeutig, dass Avocado nicht dick macht, sondern sogar den Cholesterinspiegel senkt. Es heißt, dass schon eine Avocado pro Tag genügt, um den Cholesterinspiegel positiv zu beeinflussen. Was auch die Kenntnisse der Menschen in

Kamerun bestätigen. In Kamerun wird eine Avocado sogar noch mit pflanzlichem Öl zubereitet, damit ihre vitalisierenden Stoffe noch schneller und stärker im Körper wirken. Die Menschen in Kamerun sind vorwiegend sportlich und muskulös.

Avocados können helfen, eine seltene, aber tödliche Art der Leukämie-Erkrankung, die myeloischen Leukämie (AML) zu bekämpfen, wie eine Studie aus Kanada bestätigte. „Die Fettmoleküle der Avocado greifen die Stammzellen der Leukämie-Erkrankung an und wir müssen ehrlich zugeben, dass es auch heutzutage nur wenige Medikamente gibt, die dazu in der Lage sind", sagten die Forscher.

Avocado wird auch genutzt, um Magen-Darm-Beschwerden zu lindern, Zähne und Knochen zu stärken und sie spielt eine Rolle beim Sehvorgang und beim Muskelaufbau, sagte mir mein Lehrer während meiner Rituallehre.

Avocadokerne sind ebenfalls ein Heilmittel. Darüber und über weitere Früchte werde ich in den kommenden Büchern „Die Heilkraft der Tropenfrüchte" und „Die Heilkraft von Lebensmitteln aus den Tropen: Gemüsen, Wurzelknollen, Kräutern, Nüsse" detailliert berichten.

AUFPASSEN: Gezüchtete Südfrüchte haben nicht mehr die gleiche Wirksamkeit für die Gesundheit. Avocados aus Südspanien zum Beispiel sind – wie viele Südfrüchte von dort – vitalstoffarm. Bio-Früchte garantieren die positivsten Ergebnisse.

A 3.10.9 Die Safou – der unbekannte Reichtum der afrikanischen Küche

Safou, auch afrikanische Pflaume oder Butterfrucht genannt, ist die Frucht des Safou-Baums oder Butterbaums, der nur in Afrika, besonders in Zentralafrika, zu Hause ist. Der wissenschaftliche Name ist Dacryodes edulis. Wenn die Frucht nicht reif ist, sieht sie rosa bis leicht rötlich aus. Reif und bereit zum Verzehr ist sie dunkelblau. Wenn sie reif ist, kann man sie roh, in Wasser gekocht oder gebraten essen. Das gekochte Fleisch der Frucht hat eine Struktur ähnlich wie Butter. Das Fruchtfleisch enthält 48% Öl. Die Safou ist eine reiche Quelle von Aminosäuren und Triglyceriden und enthält verschiedene Fettsäuren: Palmitinsäure, Ölsäure, Stearinsäure, Linolensäure und Linolsäure.

Die Safou ist auch reich an Vitaminen: Provitam A, Vitamin E, Vitamin C und ebenso reich an Mineralien: Phosphor, Kalzium, Mangan, Eisen, Kupfer, Zink. Sie ist ein starkes Antioxidans, wirkt antibakteriell und hat mehrere präventive und therapeutische Wirkungen: Sie bekämpft Verstopfung, Krebs, Osteoporose, Blutfette, Herz-Kreislauf-Erkrankungen, Wunden, Darmbeschwerden, Hauterkrankungen, Fieber und Angst.

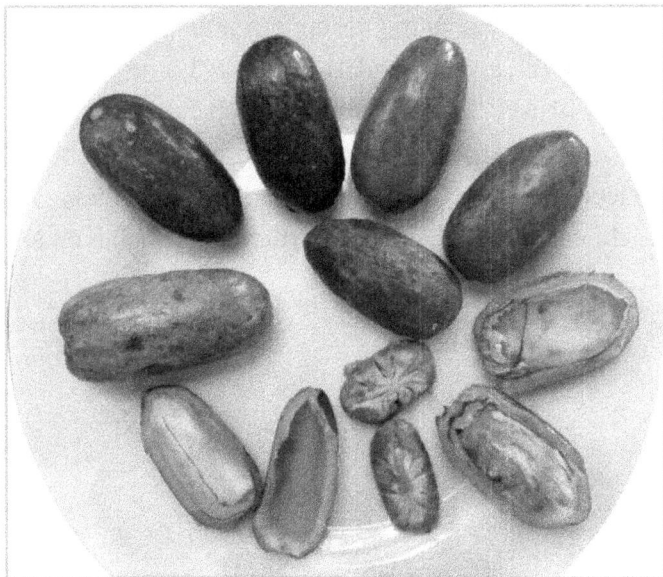

A 3.10.10 Corossol, Graviola-Frucht: Gegen Krebs par excellence?
Besser als Chemotherapie?

Die Graviola-Frucht, genannt Sauersack, gilt in Kamerun nicht nur als leckere Frucht, sondern sie ist auch Medizin. Wenn sie reif ist, ist sie weich und das Fruchtfleisch schneeweiß und mehlig, wie Butter. Sie ist sehr reich an Vitaminen: Vitamin C, Vitamin B1, B2, B6.

Manche Naturmediziner in Kamerun nennen diese Frucht eine Wunderwaffe gegen Krebs. Diese Frucht soll Krebszellen beseitigen und, anders als die Chemotherapie, ohne dabei die gesunden Zellen anzugreifen. Nicht nur die Frucht sondern auch der Baum selbst soll Darm-, Brust-, Prostata- und Bauchspeicheldrüsenkrebs bekämpfen. In Kamerun kommen die Frucht, die Samen, die Blätter, der Stamm und die Rinde der Frucht erfolgreich bei der naturmedizinischen Krebsbehandlung zum Einsatz.

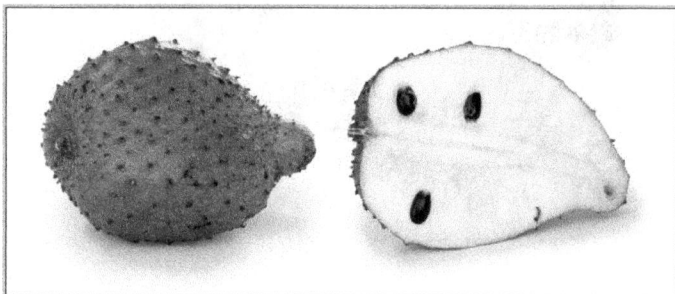

Viele der seit den siebziger Jahren veröffentlichten Forschungsergebnisse bestätigen die Wirkung von Corossol gegen Krebs. 2011 wurde in einem Labortest belegt, dass diese Frucht erfolgreich das Wachstum von Brustkrebszellen hemmen kann. 2012 veröffentlichte Laborforschungsstudien zeigten ähnliche Ergebnisse bei Bauchspeicheldrüsenkrebszellen, wie Wikipedia schreibt.

Studien aus Asien besagen, dass der Sauersack die Krebszellen bis zu 10.000 Mal effektiver beseitigen kann als eine Chemotherapie.

Der Sauersack ist antimikrobiell. Diese Frucht wird in Afrika benutzt, um tödlichen Viren-, bakterielle und Pilzinfektionen, Parasiten und Würmer zu bekämpfen.

Auch gehört sie zu den Mischungen, die Heiler Menschen geben, die an Dengue-Fieber oder Ebola erkrankt sind. Außerdem senkt die Graviola-Frucht den Blutdruck und ist ein gutes Mittel gegen Depressionen und Stress.

A 3.10.11 Zitrusfrüchte: Zitronen, Orangen, Grapefruit

Studien haben einen Zusammenhang zwischen dem Verzehr von Zitrusfrüchten und einem verringerten Risiko für die Entwicklung bestimmter Krebsarten, vor allem der Speiseröhre, des Mundes, des Kehlkopfs und Rachens, des Darms oder der Atemorgane belegt.

Zitrusfrüchte enthalten erhebliche Mengen bestimmter Polyphenole, Flavanoide und viel Vitamin C (100g Orange enthalten 50mg Vitamin C und der Tagesbedarf an Vitamin C liegt bei 80 mg); außerdem viele Mineralstoffe wie Eisen oder Phosphor. Sie stärken das Immunsystem und die Abwehrkräfte des Körpers, haben eine antioxidative und entzündungshemmende Wirkung, die den Krebs bekämpfen und das Wachstum von Metastasen verlangsamen kann.

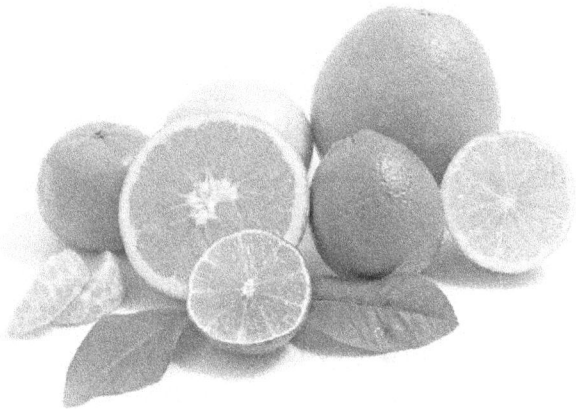

Die Haut und die weißen Teile der Schale von Zitrusfrüchten enthalten die meisten Flavonoide und Limonoide. Gerieben kann man die Haut mitessen, aber Achtung bei konventionellen Zitrusfrüchten: Ihre Schalen sind mit vielen Chemikalien behandelt, so dass es dringend empfohlen ist, diese Haut nicht mitzuessen, auch wenn sie gewaschen ist.

Eine europäische Studie ergab, dass eine täglich Zufuhr von 100 ml Zitrussaft Kehlkopfkrebs um 58%, Krebs im Mund- und Rachenraum um 53%, Magenkrebs um 31% und Dickdarmkrebs um 18% senken kann.

Regelmäßiges Trinken von Zitrussäften lässt laut mehreren Studien das Brustkrebsrisiko sinken.

Grapefruit soll außerdem die Wirkung mancher Krebsmedikamente erhöhen.

Nicht alle Zitrusfrüchte haben den gleichen Gehalt an heilenden Nährstoffen. Zitrusfrüchte aus Gewächshäusern, die keinen direkten Kontakt zur Sonne hatten, sind auch nicht sehr wertvoll, denn die Sonne spielt eine große Rolle für die Eigenschaften der Zitrusfrüchte.

A 3.10.12 Ungezüchtete afrikanische Mango und Wildmango

Mango-Frucht aus dem Regenwald West-Afrikas.

Die afrikanische Mango wird fast ausschließlich in Afrika kultiviert. Ein Wunder der Natur für die Gesundheit. Sie ist eine Frucht des Mangobaums aus dem Regenwald. Sie unterscheidet sich von der dicken, gezüchteten Mango, die man oft in normalen Läden kaufen kann durch ihren leckeren Geschmack und schlanken Körper. Die afrikanischen Mangos haben einen dünnen Kern, der auch verarbeitet wird.

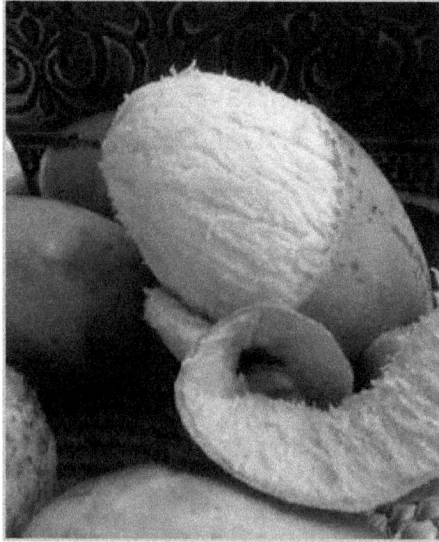

Sie sind Quelle vieler Vitamine und anderer wertvoller Stoffe:

- Vitamine C und E
- Mehrere B Vitamine
- Vitamin K
- Polyphenole
- Provitamin A
- Karetonoide, Kalium
- Kupfer
- 17 Aminosäuren
- 3 und Omega 6-mehrfach ungesättigte Fettsäuren

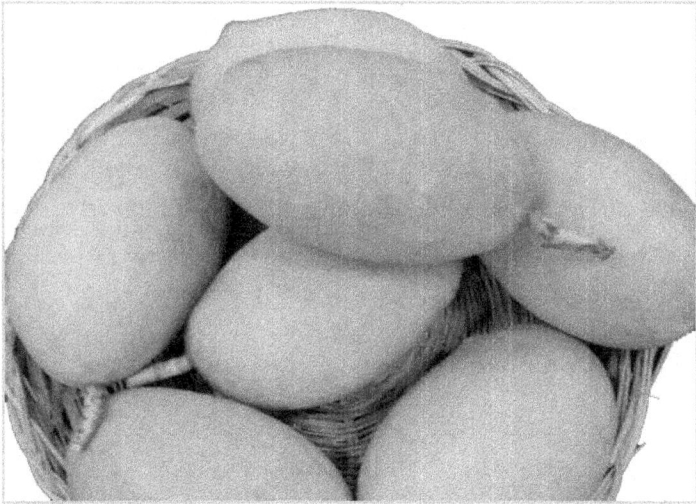

Mango Anti-Krebs

Tee aus Mangoblättern und Mangobaum-Rinden, oder
aus zermahlenem Kern sind sehr effektive Heilmittel,
die ich auch als Kind getrunken habe, um den Körper
von Viren zu befreien. Schädliche Giftstoffe werden
aus dem Körper entfernt und freie Radikale in Schach
gehalten.

Die afrikanische Mango ist sehr reich an Polyphenolen. Diese Enzyme wirken antioxidativ und sind die
bei der Prävention und Behandlung von Krebs, ent-
zündlichen Erkrankungen, Diabetes, Herz-Kreislauf-
oder neurodegenerativen Erkrankungen beteiligt. Es ist
bekannt, dass eine ballaststoffreiche Ernährung das
Risiko der Vermehrung von Krebszellen im Magen-
Darm-Trakt reduziert. Die afrikanische Mango ist ein
starkes Antioxidans und nützlich für den Schutz der

Zellen vor freien Radikalen. So reduziert sie das Risiko von Krebswachstum.

Darüber hinaus haben Studien gezeigt, dass Lupeol, ein Enzym, das in den afrikanischen Mangos enthalten ist, direkt auf das Wachstum von Krebszellen der Prostata und der Bauchspeicheldrüse einwirkt.

Mango und Abnehmen

Die afrikanische Mango bekämpft außerdem das Übergewicht und somit indirekt den Krebs. Sie regt den Stoffwechsel an und verbrennt effektiv das Fett im Körper, dadurch unterstützt sie Menschen optimal beim Abnehmen und beim Gewichtsverlust. Durch den hohen Gehalt an Vitamin B in der Frucht werden Kohlenhydrate schneller transportiert und abgebaut, bevor diese die Figur ruinieren können, heißt es in der Literatur. Die Mango enthält Leptin, das den Hunger stillt. Die Samen dieser Frucht sind mitverantwortlich dafür, dass man schnell und gesund Gewicht verliert. Man kann sie zermahlen und auch als Sauce kochen.

WUNDERSAME WIRKUNG VON POLYPHENOLEN, DIE IN DER AFRIKANISCHEN MANGO ENTHALTEN SIND

Polyphenole sind vielseitige pflanzliche Verbindungen (Flavone, Catechine, Tannine), die viele Krankheiten behandeln können. Die Mischung von Polyphenolen, Vitaminen und Mineralstoffen in der afrikanischen

Mango geben effektiv die Zell-Rezeptoren frei und er-
höhen dadurch unsere Sensibilität gegenüber Leptin
und Insulin und schützen uns vor der Produktion neuer
Fettzellen. Polyphenole sind auch verantwortlich für
die Erhöhung des Leptin (ein Hormon, das ins Blut
abgegeben wird und dort die Nahrungsaufnahme regu-
liert), trotz der Einnahme einer niedrigeren Dosis von
Kohlenhydraten. Darüber hinaus intensivieren die
Eigenschaften der Polyphenole die Prozesse der Lipo-
lyse. Das bedeutet, dass der Körper die angesammel-
ten Fettreserven verwendet, um zu verhindern neue
aufzubauen.

Zitat aus http://nutrinaafricanmango.de/vorteile-von-african-mango.html

Afrikanische Mango kann man auch als Pulverform
bekommen. Achte nur darauf, dass es 100% aus Mango ist.

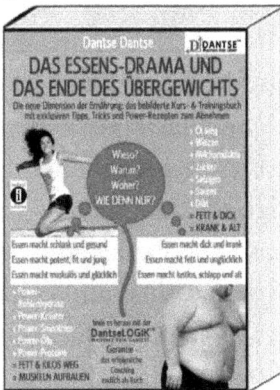

Mehr über Mango und Gewichtverlust in meinem Buch
„Das Essens-Drama und das Ende des Übergewichts"
(ISBN 978-3-946551-44-7).

A 3.10.13 Bitacola-Nuss/Kolanuss

Der Name Bitacola stammt aus dem Englischen *bitter cola*. Diese Nuss ist bitter und kommt aus Zentralafrika. Die Kolanuss ist die Frucht des Kolabaumes, den man in West- und Zentralafrika findet.

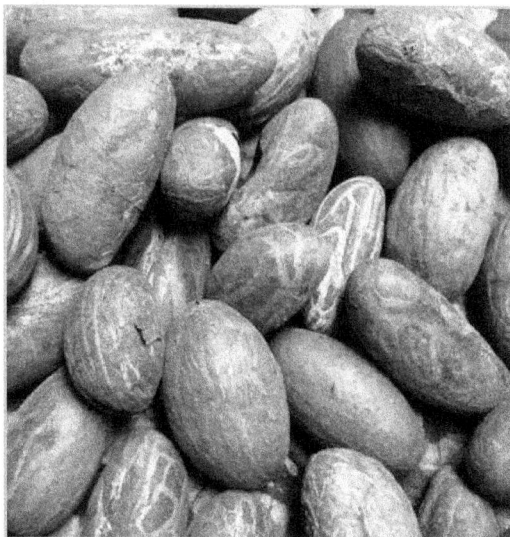

Genannt „afrikanisches Viagra für Mann und Frau" ist die Bitacola ein sehr wirksames Aphrodisiakum, wie es selten in der Natur vorkommt. Es steigert nicht nur die Potenz, es hemmt die vorzeitige Ejakulation und man kann stundenlang sein intimes Spiel genießen, ohne zu „versagen". Beim Kauen ist die Nuss am Anfang leicht bitter, aber am Ende leicht süßlich. Die Bitacola ist aber mehr als nur ein Potenzmittel. Sie ist ein Medikament und stark basisch.

Die Bitacola wird in Kamerun ganz alltäglich und ganz offen besonders von Männern gegessen und in der Naturheilkunde spielt sie eine sehr wichtige Rolle.

Die Hauptwirkstoffe der Kolanüsse sind Koffein (ein bis zu 3,5 % höherer Koffeingehalt als Kaffee) und Theobromin. Kolanuss-Extrakte sind in vielen Cola-haltigen Getränken. Coca-Cola hat sie allerdings gegen billigeres Koffein aus Kaffee ausgetauscht.

Die Kolanuss enthält auch Mineralstoffe, Proteine, Zucker, Catechin, Epicatechin, Procyanidine, Gerb-stoffe und Stärke.

Wegen des hohen Koffeingehaltes wirkt die Kolanuss stimulierend. Das Koffein wirkt anders als bei Kaffee, weil es in der Kolanuss an Gerbstoffe gebunden ist. Auch die enthaltenen „kolatine" und „kolateine" lin-dern die Wirkung des Koffeins. Es gibt keine negative Nebenwirkung wie beim Kaffee (Herzrasen, Schlaflo-sigkeit, Nervosität usw.). Im Gegenteil spürt man mehr Ruhe, Gelassenheit, Zufriedenheit, wenn man Kola-nuss gegessen hat. Man hat kaum Lust auf Süßes, we-nig Hunger und isst auch allgemein weniger. Kolanuss hilft also sehr beim Abnehmen.

Kolanuss regt die Verdauung an, senkt den Bluthoch-druck und den Cholesterinspiegel, ist schmerzstillend, entzündungshemmend, hilft bei Zahnschmerzen, ge-gen Migräne, Fieber, Depressionen und andere psychi-sche Krankheiten, wird wegen seine antioxidativen

Wirkung benutzt, um Krebs und andere chronische Krankheiten zu bekämpfen.

Man kann Kolanuss frisch kauen und essen oder auch als Pulver (erhältlich im Internet) in Getränke oder Essen hineinmischen.

A 3.10.14 Guave

Die Guave ist eine Frucht vom Guaven-Baum. Die Schale der Frucht ist grün, kann aber auch leicht gelblich sein, wenn sie zu reif ist. Das Fruchtfleisch ist je nach Sorte weiß, gelb oder rosa mit kleinen Samen.

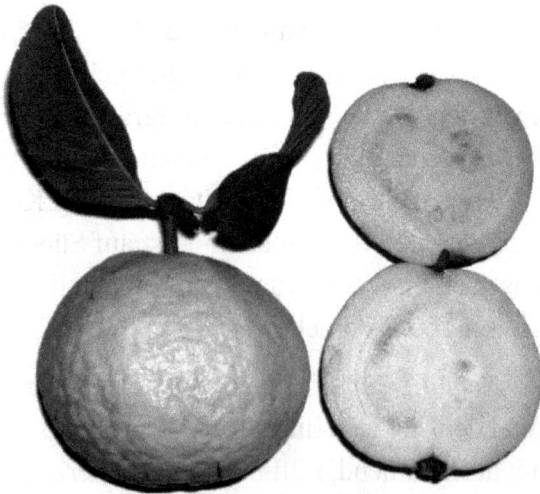

Alles der Guave (Baum, Rinde, Blätter, Frucht) wird in Kamerun als Heilmittel benutzt. Wir trinken den Tee aus Blättern und Rinden, um die Darmflora zu reinigen und alle schädlichen Tierchen und Würmer herauszubekommen oder zu töten. Er hilft bei Durchfall, bei Zahnschmerzen und betäubt und desinfiziert auch.

Die antioxidative, hepatoprotektive (leberschützende), antiallergene und antibiotische Wirkung der Blätter, Rinde und Frucht ist wissenschaftlich bewiesen und erklärt vielleicht, warum man diese Frucht in Kamerun gegen Entzündungen und chronische Krankheiten wie Aids, Ebola und Krebs anwendet.

Naturmediziner trocknen Frucht und Blätter und machen daraus ein Pulver, das sie Menschen geben, die an schweren Krankheiten leiden.

Guavensaft kann man überall kaufen und er wird sehr empfohlen. Die Frucht enthält Calcium, Eisen, Vitamin A, Vitamin B, Vitamin C (mehr als Orangen und Zitrusfrüchte) und ist reich an Pektinen. Blätter und Rinde vom Guaven-Baum enthalten Gerbstoffe, diese wirken zusammenziehend, entzündungshemmend, antibakteriell, antiviral und sie neutralisieren Gifte. Sie enthalten auch ätherisches Öl. All das macht die Guave zu einem echten Anti-Krebs-Lebensmittel.

A 3.10.15 Affenbrot, starkes Heilmittel bei chronischen Krankheiten

Das Affenbrot ist die Frucht des Baobabs, ein starkes Heilmittel bei chronischen Krankheiten. Diese Frucht steckt insgeheim in vielen Medikamenten, die Menschen heute einnehmen müssen, um Krankheiten wie Krebs, Alzheimer, Diabetes usw. zu bekämpfen oder zu heilen. Viele Sportler ernähren sich von dieser Frucht mit den erstaunlichen heilenden Eigenschaften.

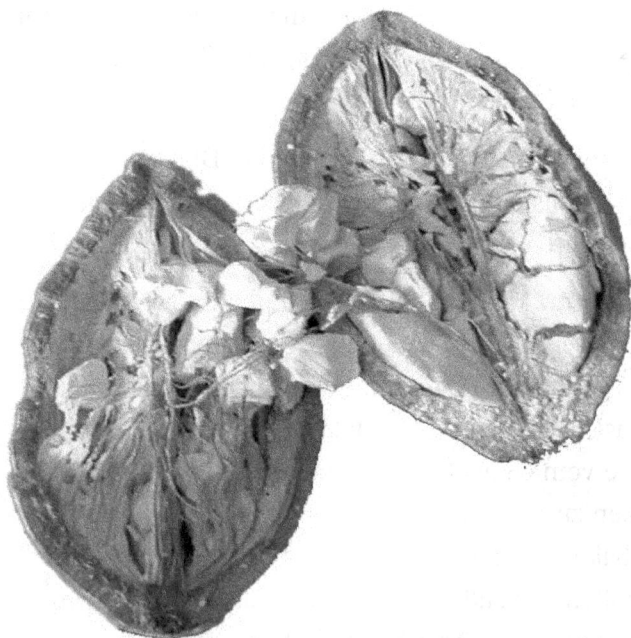

Die Frucht ist die Quelle vieler Mikronährstoffe und Antioxidantien. Sie enthält die Vitamine A, C, B1, B2, B6, PP, Mineralstoffe, wie Calcium (doppelt so viel wie Milch), Phosphor, Eisen, Kalium, Zink, Aminosäuren, wie Prolin und L-Histidin, mehr als 13 essentielle Aminosäuren und wird seit je in Afrika gegen chronischen Krankheiten eingesetzt.

Aufgrund seines ausgewogenen Gehalts an hydrophilen (Vitamin C, Flavonoiden) und lipophilen Antioxidantien (Beta-Carotin), ist das Fruchtfleisch des Baobabbaums ein wirklich globales und effektives Antioxidans. Es schützt alle Zellstrukturen vor freien Radikalen und bekämpft erfolgreich die Entstehung und die Ausbreitung von Krebs.

A 3.10.16 Scharfe Chilischoten, ein starkes Anti-Krebs-Gemüse und eines der besten Medikamente überhaupt

Scharfes greift scharf an.

Zwei Sorten Chili, die in Afrika viel benutzt und als starke Medizin angewendet werden, sind die Habaneros in verschiedenen Arten und die afrikanischen Bird's Eye Chilis.

Mein Naturmediziner in Kamerun stufte die scharfen Pflanzen als hervorragende Mittel gegen viele chronische Krankheiten ein. Er pries afrikanische scharfe Chilis und meinte, dass es den Europäern gesundheitlich noch viel besser gehen würde, wenn sie nur scharf essen würden. Ihre Körper würden viele chronische Krankheiten von allein abwenden. Die scharfe und heilende Wirkung von Chilischoten hat mit dem enthaltenen Wirkstoff Capsaicin zu tun.

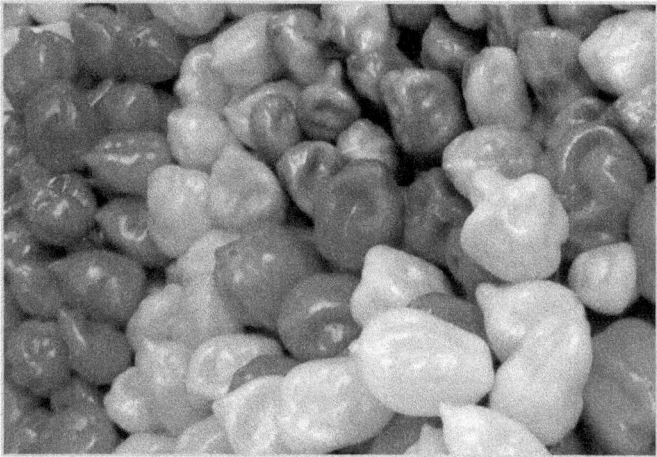

Scharfe Chilischoten gegen Krebs

Dieser Mediziner in Kamerun benutzte also Chili, um Krebs zu bekämpfen oder um seine Ausbreitung zu stoppen. Besonders Männer mit Prostata-Beschwerden und Prostatakrebs waren regelmäßige Kunden seiner Chili-Therapie.

Wissenschaftliche Studien gehen in die gleiche Richtung und belegen, dass frische Chilischoten eine Anti-Krebs-Wirkung haben. Sie hemmten das Wachstum von Krebszellen und würden die Zellen vor Krebs schützen. Sie aktivieren das Selbstmordprogramm der Krebszellen, die sogenannte Apoptose, und somit wachsen die kranken Zellen nicht mehr, sie sterben einfach aus. Metastasen werden somit ebenfalls verhindert.

Eine Studie, veröffentlicht im Dezember 2008 von Forschern der University of Pittsburgh School of Medicine, belegt, dass Capsaicin auch ein Mittel gegen Pankreaskrebs ist. Sie stellten fest, dass Capsaicin Krebszellen programmiert, um diese dann letztendlich zu töten.

Auch gegen Brustkrebs helfen scharfe Pfeffer, wie die Forscher vom Changhua Christian Hospital in Changhua, Taiwan in einer Studie vom Oktober 2011 berichten. Wie www.zentrum-der-gesundheit.de/capsaicinia.html schreibt, greifen auch hier die scharfen Chilis die Krebszellen auf ähnliche Weise an, wie sie es bei Pankreaskrebs tun:

Wenn Brustkrebs nämlich plötzlich nicht mehr auf eine Chemotherapie oder Bestrahlung anspricht, dann ist das häufig ein Zeichen einer nicht mehr funktionierenden Caspase-3. Caspase-3 ist ein Enzym, das – gemeinsam mit anderen Enzymen – erkennt, wenn eine Zelle sehr krank, sehr alt oder auch irreparabel beschädigt ist. Caspase-3 organisiert in einem solchen Fall den Tod dieser Zelle.

Bleibt die Caspase-3 inaktiv, dann sterben die Zellen nicht mehr – ganz egal wie krank oder wie beschädigt sie sind. In Krebszellen ist Caspase-3 nicht mehr aktiv. Daher können sie sich immer weiter vermehren und schließlich Tumore sowie Metastasen bilden.

Capsaicin durchbricht diesen Kreislauf. Es verhindert das Zellwachstum auch in solchen Zellen, die über keine Caspase-3 mehr verfügen und löst deren Selbstmordprogramm aus.

Darüber hinaus enthalten Habaneros erhebliche Mengen an Vitamin C und Vitamin A, beide wirken antioxidantisch und können so das Risiko von Krebs durch Hemmung der DNA-schädigenden Auswirkungen der freien Radikale verringern. Schon ein kleines Stück Pfeffer im Essen reicht, um die Tagesdosis an Vitamin C zu erreichen.

Hier sind weitere gesunde Eigenschaften von Chilischoten:

- Sie sind reich an Vitamin C und A und sind hervorragende Antioxidantien und harte Gegner von freien Radikalen. So schützen sie den Körper vor Schaden. Je schärfer die natürliche Pflanzen ist, desto gesünder sie ist. Aber dennoch sollte man sie beim Essen nicht überdosieren.

- Sie regulieren den Blutzucker.

- Sie sind sexuelle Scharfmacher. Sie stärken die Potenz und die Libido.

- Sie regen den Stoffwechsel an, lassen Körperfett schmelzen und helfen somit bei der Gewichtsreduktion.

- Sie senken den Cholesterinspiegel.

- Sie sind entzündungshemmend.

- Sie verdünnen das Blut.

- Sie schützen Magen und Magenschleimhaut.

- Sie werden in Afrika auch benutzt, um Depressionen zu bekämpfen.

- Sie schützen die Leber.

Nicht alles, was scharf ist, hilft. Gerade frische Chilis sind besonders geeignet. Paprikapulver – besonders, wenn es nicht bio ist – hilft weniger und kann sogar wegen der enthaltenen Gifte (Pestizide) krebsfördernd sein.

A 3.10.17 Kürbis und Kürbiskerne aus Afrika gegen Prostatakrebs

Kürbiskerne aus Afrika stecken voller gesunder Inhaltsstoffe. Die kamerunischen Kürbiskerne sind weiß und stammen aus essbaren Kürbissen. Sie sind echte Heilmittel, auch gegen chronische Entzündungen und Infektionen.

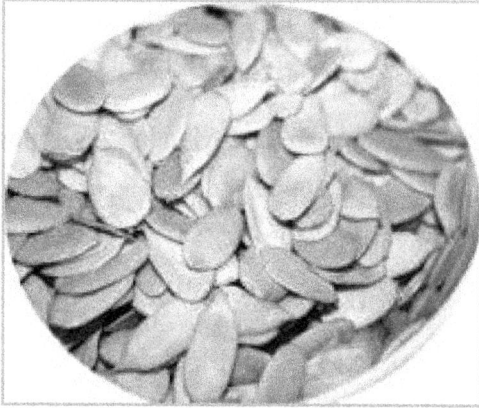

Sie enthalten viele Vitamine (A, B1, B2, B5, C, D, E),
viele Mineralstoffe (Kupfer, Mangan, Phosphor, Zink,
Eisen, Kalium, Magnesium) und viele Ballaststoffe.

**Epidemiologische Studien zeigen einen Zusammen-
hang zwischen dem Konsum von Kürbis und einem
verminderten Risiko für bestimmte Krebsarten.**

Kürbiskerne enthalten eine große Menge Phytosterole.
Diese Substanzen wirken sehr positiv auf die Gesundheit: Gegen Herz-Kreislaufbeschwerden und Prostata-
vergrößerung. Sie werden in Afrika für bestimmte Prä-
parate gegen viele Krebsarten und besonders Prostata-
und Brustkrebs genutzt.

Kürbiskerne enthalten viele Antioxidantien, wie die
Carotinoide (Beta-Carotin, Lutein und Zeaxanthin,

beta-Cryptoxanthin), deren Verzehr mit einem niedrigeren Krebsrisiko verbunden sein soll.

Dazu senken Kürbis und Kürbiskerne den Blutzucker und wirken gegen Blasenentzündungen und Diabetes.

Auch das Öl von Kürbiskernen ist sehr wertvoll.

A 3.10.18 Afrikanische Kohlenhydrate: Die effektivsten Anti-Krebs-Lebensmittel

Ich nenne hier vorwiegend Lebensmittel, die man überall in Asia- und Afro-Geschäften kaufen kann und auch in gut sortierten Lebensmittelmärkten.

Du wirst bei den Eigenschaften dieser Lebensmittel schnell verstehen, warum wenige Menschen in Afrika unter sogenannten ernährungsbedingten Krebserkrankungen leiden. Diese Lebensmittel sind nicht solche, die man nur zufällig und nebenbei isst, wie Obst in den westlichen Ländern, sie gehören zum täglichen Gebrauch: morgens, mittags, abends, zwischendurch. Das heißt, dass die Menschen den ganzen Tag ihren Körper mit Anti-Krebs-Lebensmitteln versorgen und sich so vor Krebs schützen oder Krebs so zurückdrängen und seine Ausbreitung verlangsamen oder stoppen.

Es ist kein Zufall, dass die Pharmaindustrie viele dieser Lebensmittel in ihren Medikamenten verwendet, auch wenn sie das nicht immer deutlich deklariert. Sie will selbstverständlich, dass ihre Medikamente verkauft werden. Eine Krebstherapie kombiniert mit diesen Lebensmitteln und der Lehre der Naturmedizin kann den Kranken sehr helfen, denn alle diese Lebensmittel stören in keinem Fall die medikamentöse Therapie, können dafür aber die Krebsausbreitung signifikant bremsen.

Fast ohne Ausnahme enthalten all diese Grundnahrungsmittel aus Afrika Nitriloside bzw. Vitamin B17.

Wurzeln und Knollen

- **Yams**

Enthält das berühmte Vitamin B17, das manchen Studien zufolge Krebszellen in Menschen töten soll.

Die Yamswurzel ist eine große Wurzel der Yamspflanze. Ihre Schale ist braun und das Innere gelb oder weiß. Sie wächst in tropischen Ländern. Die Wurzel wird geschält und in verschiedenen Variationen und Formen gekocht oder frittiert als Beilage zu unterschiedlichen Saucen gegessen.

Yams werden in Kamerun als Heilmittel benutzt. Es wird auch ihre klebrige Flüssigkeit gewonnen, um chronische Krankheiten zu heilen. Yamswurzel, Yamswurzel-Blätter und Stängel sind Anti-Krebs-Mittel in der Naturmedizin. Auch gegen Knochenschwund, Thrombose, Diabetes, psychische Krankheiten, wie Depression, Stress und viel mehr hilft Yams, ebenso um Gewicht zu verlieren. Als ich klein war und Muskelschmerzen hatte, hat meine Mutter mich mit Yamswurzel massiert und einige Minuten später waren alle Schmerzen weg.

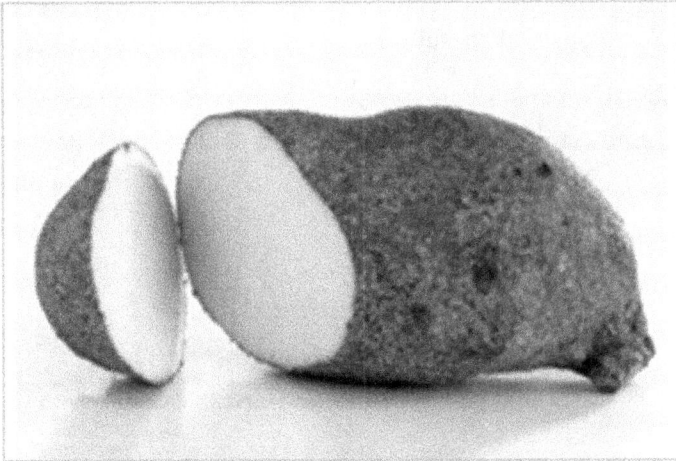

Yams sind arm an Fett, ziemlich reich an Vitamin C und sie enthalten noch andere wichtige Substanzen: Alkaloide, Tannine, Sapogenine wie Diosgenin, die die Pharmaindustrie gern benutzt.

Wissenschaftliche Studien an Tieren bestätigen vielleicht warum die Afrikaner Yams als Heilmittel benutzen. Versuche an Tieren mit Diosgenin zeigten erstaunliche Ergebnisse. Diosgenin ist ein Antioxidans, das auf das Entzündungssystem wirkt, gegen Mikroben und Viren, gegen Krebs (im Tierversuch hat man eine Hemmung des Zellwachstums von Dickdarm- und

Brustkrebszellen festgestellt) und den Cholesterinspiegel senkt.

Yams wirkt auch gegen Gelenkentzündungen und rheumatische Entzündungen und gegen Osteoporose.

Yams steigert die Libido und hilft Frauen sehr effektiv bei Wechseljahrbeschwerden.

Die Blätter von Yamswurzel-Baum sind ein leckeres Gemüse mit vielen Vitaminen und Mineralstoffen.

* **Maniok**

Maniok enthält auch das Vitamin B17.

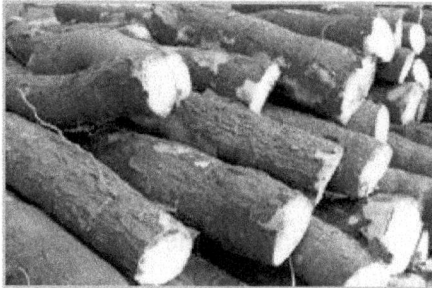

Bericht einer Krebskranken, die mit Maniok geheilt wurde:

This letter is about how manioc, which also contains Vitamin B17, has the potential to combat cancer.
My story starts with a cancer I developed seven years ago. A cystoscopy revealed transitional cell cancer. The kidney, ureter and a little part of the bladder where the ureter enters the bladder were surgically

removed. I was given radiation treatment, and I remained in good health over the next seven years (I was examined once a year). My bladder was cancer-free until November 2009. That month I started passing blood. Another cystoscopy was done, and a polypoidal growth close to the bladder neck was removed. The biopsy this time again revealed transitional cell cancer.

I had read on world without cancer.org that manioc – also known as cassava or tapioca – has a high B17 component. For a whole month following the removal of the polypoidal growth in the bladder, I ate manioc daily, usually twice a day. A cystoscopy done a month later showed that the bladder was completely symptom-free. I felt very well.

Was my wellbeing the result of the cancer-fighting properties of manioc's Vitamin B17? It would be wonderful, I thought, if a test group of cancer patients used manioc in order to confirm that manioc really does have the ability to fight cancer, as it seemed to have done in my case.

Here is what happens when a cancer patient eats manioc:

Once the manioc is consumed, the manioc's Vitamin B17 combines in the normal human cell with an enzyme called Rhodanese, which breaks down the B17 into three sugars. The cancer cell, which is an immature cell, has a different enzyme, beta-glucosidase, which breaks the B17 into glucose, benzaldehyde and hydrocyanic acid. The hydrocyanic acid acts like an LTTE cyanide capsule, killing the cancer cell.

I appeal to all cancer patients to try the manioc solution. If it works, it could be a great discovery for cancer patients around the world, especially those living in the tropics of Asia, Africa and the Americas, where manioc / cassava / tapioca grows and is freely available. Dr. Cynthia Jayasuriya, Ear, Nose and Throat Surgeon

***http://www.sundaytimes.lk/100207/Plus/plus_03.html

Maniok ist wie Yams eine Wurzel, die sehr gern in Afrika, besonders in Zentralafrika und Kamerun gegessen wird. Sie ist, wie alle Wurzeln, in Afrika ein sehr wichtiges Nahrungsmittel, das fast täglich in verschiedensten Formen gegessen wird. Die Blätter werden in Kamerun als leckeres Gemüse zubereitet.

In verschiedenen Berichten kann man lesen, dass Maniok im Rohzustand giftig ist, wegen des enthaltenen cyanogenem Glykosids. Das stimmt nicht ganz. Es kommt darauf an, welchen Maniok man isst. Wir essen Maniok manchmal roh, aber du kannst gar nicht viel davon essen. Das Problem wird auf natürliche Weise gelöst, denn es schmeckt roh einfach nicht. Roh ist Maniok ein bisschen wie Kartoffel. Damit das Gift wirkt müsste man viel zu viel davon essen. Diese Substanz, die man Gift nennt, gilt aber gleichzeitig als starkes Heilmittel in der Naturmedizin Kameruns, gerade bei chronischen Entzündungen wie Krebs. Tatsächlich wird Maniok hauptsächlich gekocht, gebraten oder getrocknet gegessen und hat erstaunliche Heilwirkungen. Die gefährliche Maniokwurzel ist nicht die, die wir hier überall zu kaufen bekommen, sondern die „wilde" Manioksorte. Diese ist wirklich giftig. Da muss man aufpassen! Aber du müsstest nach Brasilien in Wald gehen, um diese zu finden. Das Risiko ist deswegen sehr klein, quasi gar nicht gegeben.

Maniok und Maniokblätter helfen gegen Verbrennungen, Bindehautentzündungen, Anämie.

Während meiner Recherchen bei Naturmedizinern in Kamerun habe ich erfahren, dass Maniok bei chronischen Entzündungen und auch als Krebsvorsorge empfohlen wird. Sie sagten alle, dass auch die Blätter von Maniok ein Wunder für den Körper wären.

Als ich nun wissenschaftlichen Studien und die Eigenschaften von Maniok analysierte, fand ich heraus, warum diese Annahme der kamerunischen Naturärzte wahr sein könnte. Maniok enthält eine große Menge Vitamin B17, außerdem die Vitamine B1, B2, B3, B5, B6, B7, B9. B12 (Folsäure), Vitamin C, Vitamin K, Calcium, Chlor, Kalium, Magnesium, Natrium, Phosphor, Schwefel, Eisen Fluor, Kupfer, Jod, Mangan, Zink, viele Aminosäuren – alles Substanzen, vor denen Krebs Angst hat und die dazu beitragen, vor dieser Krankheit zu schützen oder ihre Ausbreitung und Entwicklung einzudämmen. Die Wirkung von Maniok gegen Krebs zeigt sich auch darin, dass Maniok viele Antioxidantien enthält.

- **Taro**

Taro gilt in Kamerun als Grundnahrungsmittel, genauso wie Yamswurzel, Kochbanane und Maniok. Taro nennt man die Pflanze selbst, aber auch die essbare Knolle, die ebenfalls unter dem Namen Wasserbrotwurzel bekannt ist. Generell kann Taro ähnlich wie Kartoffeln zubereiten werden. In Kamerun werden die Knollen in Wasser gekocht und erst dann geschält. Taro ist roh nicht genießbar und ist sehr schleimig.

Die Nährwerte von Taro allein zeigen, wie gesund und heilsam er sein kann:

Vitaminen: Vitamin A, Beta-Carotin, Vitamin B1, Vitamin B2, Vitamin B3, Vitamin B5, Vitamin B6, Vitamin B7, Vitamin B9, gesamte Folsäure, Vitamin C, Vitamin K

Mineralstoffe: Calcium, Chlor, Kalium, Magnesium, Natrium, Phosphor S, Schwefel

Spurenelemente: Eisen, Fluor, Jod, Kupfer, Mangan, Zink

Taro ist ein Anti-Krebs-Lebensmittel. Die Taro-Wurzel spielt eine bedeutende Rolle für die antioxidativen Aktivitäten in unserem Körper. In dieser Wurzel stecken viele Vitamine und verschiedene phenolische Antioxidantien. Sie stärken unser Immunsystem und helfen bei der Bekämpfung gefährlicher freier Radikale. Freie Radikale entstehen beim Zellstoffwechsel und sie können dazu führen, dass gesunde Zellen zu Krebszellen mutieren.

Taro wirkt auch gegen Diabetes, gegen den Grauen Star, bei Darmproblemen, reinigt die Darmflora und vieles mehr.

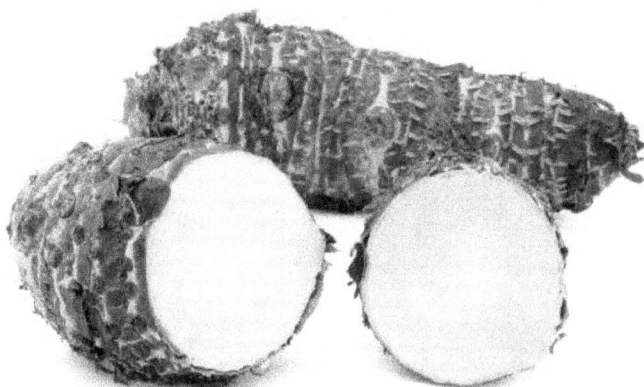

- **Cocoyam, Macabo**

Macabo ist auch eine Wurzel ähnelt Taro sehr. Sie ist nur fester und weniger schleimig.

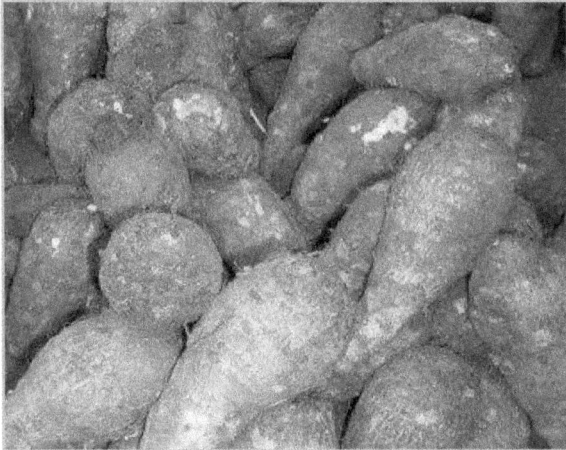

Kochbanane

Die Kochbanane ist die Frucht des Bananenbaums, der in den tropischen und subtropischen Regionen wächst.

Kochbanane ist für die Menschen in Afrika, in Kamerun, wie Nudeln oder Weißmehl für den westlichen Menschen. Kochbanane wird jeden Tag und mehrmals am Tag gegessen, gekocht, frittiert, geröstet, getrocknet. Grün schmeckt sie fast wie Kartoffel, reif ist sie gelb und schmeckt ähnlich wie Banane.

Kochbanane mag für viele nur ein normales Nahrungsmittel sein, aber sie hat erstaunliche Heilwirkung durch ihre erstaunlichen Eigenschaften. Kochbanane ist regelrecht ein Lebensmittelmedikament.

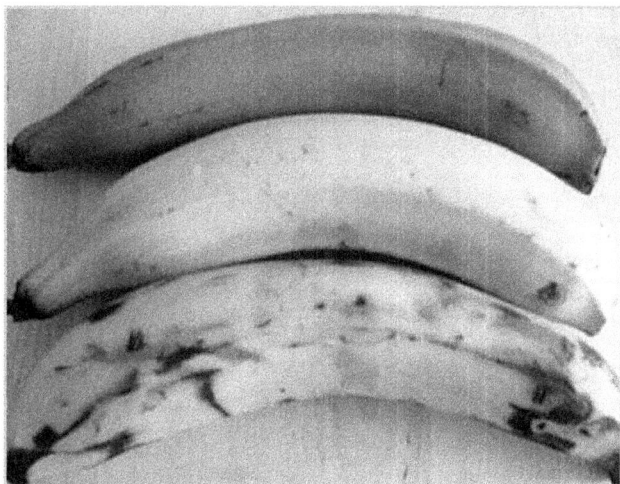

Alles, was Kochbanane ist:

- Sie ist Quelle von Stärke und Energie

- Sie ist fast fettfrei

- Sie ist ballaststoffreich

- Sie ist reich an Vitaminen: Vitamin A, Retinol, Carotin, Vitamin B1, Vitamin B2, Vitamin B3, Vitamin B5, Vitamin B6, Vitamin B7, Vitamin B9 (Folsäure), Vitamin C, Vitamin E, Vitamin K

- Sie ist reich an Mineralstoffen: Calcium, Chlor, Kalium, Magnesium, Natrium, Phosphor, Schwefel

- Sie ist reich an Spurenelementen: Eisen, Fluor, Jod, Kupfer, Mangan, Zink

- Sie ist reich an Aminosäuren
- Sie ist reich an Antioxidantien
- Sie ist basisch
- Sie enthält resistente Stärke

Alles, was Kochbanane kann:

Kochbanane wirkt gegen:

- Nieren- und Blasenprobleme
- Menstruationsbeschwerden
- Knochenschwund
- Herzkrankheiten
- Anämie
- Nervenentzündungen
- Freie Radikale

Und sie heilt den Darm und befreit ihn von bakteriellen Erregern!

A 4. SEX und Bewegung: Keine Lebensmittel, aber als natürliche Mittel helfen sie auch gegen psychische und körperliche Krankheiten

Bewegung ist eine gute Unterstützung beim Abnehmen.

Sport und Bewegung helfen, die Muskulatur zu stärken und den Stoffwechsel anzuregen, was dazu führt, dass die Fettverbrennung beschleunigt und gesteigert wird.

Ich finde ein moderates Sporttreiben am besten, zum einen, um nicht sehr schnell wieder die Lust zu verlieren und zum zweiten, weil du sofort wieder zunimmst, wenn du erst sehr viel Sport machst und dann keinen mehr.

Besonders wenn man schon sehr kräftig war, ist es ratsam, das Abnehmen mit Sport zu kombinieren, damit du hinterher nicht dünn aussiehst, aber dafür die Haut hängt.

Als Sport reicht es schon, ein bisschen zu joggen, zu walken, öfter spazieren zu gehen und vieles zu Fuß zu machen. Besorge dir ein Trampolin und hüpfe zu Hause jedes Mal, wenn du ein paar Minuten Zeit hast: Du wirst erstaunen, wie ein bisschen Bewegung deinem Körper und deiner Seele gut tut.

Sex allein hilft meiner Meinung nach nicht so sehr beim Abnehmen. Aber bestimmte Sexpraktiken doch. Wenn der Sex aktiv und intensiv ist, mit vielen Bewegungen und wechselnden Stellungen und mindestens 10 Minuten dauert, kann er auch bewirken, dass Kalorien verbrannt werden.

A 5. Gifte in Lebensmitteln, Gegenmaßnahmen und Alternativen

http://www.gesundheitstabelle.de/index.php/schadstoff e-gifte/gifte-lebensmittel

Gift	Empfehlungen, Was tun	Alternativen
Acrylamid	Seltener Konsum von Kartoffelchips, Pommes frites / Frittiertes nicht über 175°C erhitzen. Pommes frites lieber hell, dick, saftig, als dünn, dunkel und trocken.	Z.B. Maischips statt Kartoffelchips
Agaritin	Champignons nicht roh essen! Agaritin wird beim Kochen/Braten vernichtet (ab 70°C).	Gegarte Champignons. Keine ungekochten, getrockneten Pilze essen
Alkohol (Ethanol)	Nicht jeden Tag trinken, möglichst nie „besaufen"	THC; Spaß haben ohne Drogen ;)
Anthrachinon	Vorerst seltener Schwarz- und Grüntee trinken, warten bis Problem gelöst wurde...	Andere Teesorten, vornehmlich Bio-Tees (Bio-Schwarztee enthält jedoch nicht weniger Anthrachinon)

Gift	Empfehlungen, Was tun	Alternativen
Antibiotika	Wenig oder kein Fleisch essen. Konsum von Milchprodukten reduzieren. Meeresfrüchte aus Aquakultur, nur Bio	Fleisch und Milchprodukte aus Bio-Produktion (Bio-Tiere dürfen nur einmal Antibiotika in ihrer Lebenszeit bekommen)
Aluminium	Insbesondere säurehaltige Lebensmittel meiden, die mit Aluminium in Berührung kommen.	Kochtöpfe aus Stahl, Getränke in Glasflaschen, anstatt in Dosen
Arsen	Reis vor dem Kochen waschen oder einweichen und das Wasser abkippen! Besonders belastet: Reis aus Asien	Geschälter Reis weniger belastet, parboild Reis höher, Vollkornreis am höchsten.
Aspatarm	Der Konsum von Aspatarm sollte gemieden werden: Krebsverdacht. Für Allergiker bedenklich. Viele unterschiedliche Meinungen und Einschätzungen!	Stattdessen Zucker in Maßen oder Stevia

Gift	Empfehlungen, Was tun	Alternativen
Azofarb-stoffe	Gefärbte Lebensmittel und Süßigkeiten, die knallrot oder gelb sind, sind häufig mit Azofarbstoffen gefärbt.	Natürliche Lebensmittelfarben
BHT	Häufige Aufnahme vermeiden.	Produkte ohne BHT
Benzol	Lebensmittel meiden, die sowohl Benzoesäure als Konservierungsstoff als auch Ascorbinsäure enthalten!	Produkte ohne Benzoesäure.
Benzoesäure / Natriumbenzoat	Konsum reduzieren, insbesondere, wenn E 210 in Getränken mit Ascorbinsäure enthalten ist. E-Nummer: E 211	Konservierungsstoffe meist nicht unbedingt notwendig
Bisphenol A (BPA)	Löst sich aus Plastik beim Erhitzen in Mikrowelle oder Wasserkocher heraus!	Polyethylenverpackungen enthalten meist kein BPA. Der Ersatzstoff BPS ist im Übrigen ebenso schädlich.

Gift	Empfehlungen, Was tun	Alternativen
Cadmium	Bio-Lebensmittel haben geringere Cadmium-Anteile, da sich Cadmium an Phosphate (Kunstdünger) anlagert. Bitterschokolade aus Südamerika viel stärker belastet als afrikanische. Weniger Schokolade essen.	Bio-Lebensmittel, afrikanische Schokolade (Achtung Kinderarbeit)
Cholesterin		Keine. Cholesterin ist wichtiger Stoff. Tipp: Kein Fleisch konsumieren, bzw. tierische Fette in der Ernährung stark reduzieren.
Cumarin	Produkte mit Cassia-Zimt meiden. Offizieller Grenzwert für Cumarin: nicht mehr als 4 Zimtsterne für Kinder pro Tag!	Ceylonzimt, andere Gewürze
Cyclamat	Cyclamat meiden.	Zucker in Maßen, Stevia

Gift	Empfehlungen, Was tun	Alternativen
Fungizide	Vorsicht bei Caipirin-ha mit nicht-bio Limetten! Obst, Gemüse gut waschen!	
Gehärtete Fette	Margarine und Fer-tigprodukte meiden.	Olivenöl, Bio-Margarine ohne gehärtete Fette, Butter
Gentechnisch veränderte Lebensmittel	Gentechnisch verän-derte Lebensmittel meiden und politisch bekämpfen.	Konventionell, durch Kreuzung gezüchtete Le-bensmittel
Gesättigte Fettsäuren		Pflanzliche Fette, v.a. Diestel-, Oli-ven-, Raps- und Sonnenblumenöl. Reduktion des Konsums tierischer Fette!
Glutamat / Ge-schmacks-verstärker		Qualitativ hoch-wertiges Essen benötigt keinerlei Geschmacksver-stärker. Hefeex-trakt enthält weni-ger Glutamat als das industriell hergestellte E-621.

Gift	Empfehlungen, Was tun	Alternativen
Glycidamid	Seltener Konsum von Kartoffelchips, Pommes frites / Frittiertes nicht über 175°C erhitzen. Pommes frites lieber hell, dick, saftig, als dünn, dunkel und trocken. Bratöl sollte wenig ungesättigte Fettsäuren enthalten.	Z.B. Maischips statt Kartoffelchips
Glyphosat	Glyphosat ist vermutlich krebserregend und ist durch die tägliche Aufnahme durch den Menschen ein entscheidendes Gesundheitsrisiko.	Bio-Nahrungsmittel! Für die Herstellung von Lebensmitteln aus konventioneller Landwirtschaft werden sehr häufig glyphosathaltige Pestizide verwendet.
Histamin		Diese Nahrungsmittel meiden, Konsum reduzieren. Insbesondere Rotwein. Histaminfreier Wein ist käuflich zu erwerben.

Gift	Empfehlungen, Was tun	Alternativen
Melamin		Melamingeschirr ohne Erhitzen gut verwendbar. Alternativen natürlich Porzellan und Steingut.
Methanol		Weniger Alkohol trinken, oder weniger belastete Getränke höher belasteten vorziehen.
Mineralöl (MOSH / MOAH)		Keine Lebensmittel essen, die direkten Kontakt zu bedruckter oder recycelter Papierverpackung hatten.
Natriumnitrit, Nitritpökelsalz	Wurst/Käse mit Nitrit auf keinen Fall über 130 Grad erhitzen! Pizza keinesfalls mit Salami, Schinken, Gouda belegen! Sonst entstehen bei der Verdauung krebserregende Nitrosamine. Gefährlich für Babys.	Käse und Wurst mit anderen Konservierungsmitteln oder unkonserviert

Gift	Empfehlungen, Was tun	Alternativen
Natriumfluorid, Fluor	Alle Produkte mit Fluoriden meiden!!!	Meersalz (und Zahnpaste) ohne Zusätze
Natamycin	Käserinde auf keinen Fall mitessen, es sei denn, sie wird auf der Verpackung explizit als essbar bezeichnet. Rinde und 5 mm vom Käse abtrennen und wegwerfen, da Natamycin auch in den Käse hineindiffundiert	Bio-Käse enthält kein Natamycin.
Nitrat		Weniger betroffene Gemüse vorziehen. Vor allem in den Wintermonaten.
Patentblau		-
PET-Flaschen: Acetaldehyd/ Östrogen		Glasflaschen! PET-Flaschen sind überflüssig.

Gift	Empfehlungen, Was tun	Alternativen
Phthalate	Packungen mit Weichmachern grundsätzlich meiden! Vor allem wenig Lebensmittel aus Konservendosen essen.	Kunststoffe ohne Weichmacher, alternative Verpackungsmaterialien
Phytoöstrogene	Nicht zu viel Soja essen und nicht jeden Tag. Bei normalem Konsum überwiegen die positiven gesundheitlichen Eigenschaften deutlich. Kinder sollten nur **wenige** Sojaprodukte essen.	Für Vegetarier: Statt Tofu auch mal Ei, Käse, Saitan, Falafel essen.
Polyzyklische Kohlenwasser-stoffe (PAK)	Gegrillte Lebensmittel meiden. Insbesondere die schwarzen Stellen! Konsum geräucherter Lebensmittel reduzieren.	Braten statt grillen. Gasgrill statt Kohlegrill, ungeräucherte Nahrung vorziehen.

Gift	Empfehlungen, Was tun	Alternativen
Pyrrolizidinalkaloide	Lebensmittel meiden, bei deren Produktion giftige Pflanzen mit den Nahrungspflanzen vermischt werden können (leider sind das auch sehr häufig Kräutertees).	Lebensmittel, bei denen man sich über die Herkunft sicher sein kann. Bio-Tees sind nur selten mit dieser Substanz belastet.
Radioaktivität	Entsprechende Lebensmitteln meiden und sich weiterhin informieren, wie sich Strahlenwerte z.B. in Pazifikfisch (Seelachs / Fischstäbchen!) entwickeln.	Lebensmittel aus anderen Regionen / Fanggebieten (Fisch).
Saccharin		Stattdessen Zucker in Maßen oder Stevia.
Safrol		Diese Lebensmittel meiden oder nur in geringen Mengen aufnehmen.

Gift	Empfehlungen, Was tun	Alternativen
Schimmelgift / Aflatoxine u.a.	Verschimmelte Lebensmittel wegwerfen! Insbesondere welche aus Getreide, Gemüse, Obst (bei Käse kann man ihn großzügig abschneiden).	Gefährdete Lebensmittel aus vertrauenswürdigen Ländern kaufen (Stichwort gute Lagerung)
Schmelzsalze, Phosphate	Nicht essen. Bei Hamburgern weglassen	Guter Käse enthält keine Schmelzsalze und schmeckt sehr viel besser.
Semicarbazid		Beschichtungen ohne Weichmacher (z.B. Polyethylen, Polypropylen. Lebensmittel ohne entsprechende Verpackung.
Silikone		Rein pflanzliches Bratöl ohne Additive

Gift	Empfehlungen, Was tun	Alternativen
Solanin	Stängel der Tomate rausschneiden und nicht essen. Jegliche Sprossen von Kartoffeln großzügig abschneiden. Keine grünen Kartoffeln oder Tomaten essen!	-
Stevia		Wenig Zucker
Sulfite		Wein ohne künstlich zugesetzte Sulfite
Trans-Fettsäuren		Risikolebensmittel meiden
Vanillin		Echte Vanille, Verzicht auf das Aroma
Zuckerkulör (Ammoniumsulfit)	Es gibt keine Grenzwerte, sollte aber gemieden werden.	Getränke ohne Farbstoffe oder mit natürlichen Farbstoffen wie Malzextrakt

A 6. Tipps für Veganer und Vegetarier

Lebens-mittel | Thema	Vorkommen | Verwendung	Tipps | Alternativen
Begriffe 'Vegan' und 'Vegetarisch'	Begriffe sind nicht geschützt.	Genau hinschauen, welche Zutaten auf Produkten ausgewiesen sind. Man sollte sich generell genau informieren, wenn man Vegetarier oder Veganer ist.
Bienen-wachs / Honig	Bienenwachs dient als Überzugmittel bei vielen Süßigkeiten. Honig wird pur gegessen und findet sich in vielen Fertigprodukten und Süßigkeiten.	Veganer verzichten meist auf Produkte mit Honig- oder Bienenwachsanteilen. Die Bienenhaltung wird von vielen Veganern als negativ gesehen.

Lebens- mittel | Thema	Vorkommen | Verwendung	Tipps | Alternativen
Eier	Männliche Küken werden in der Regel direkt nach dem Schlüpfen aussortiert und getötet. Dies gilt ausdrücklich auch bei fast allen Bio-Eiern!	In manchen Bio-Läden finden sich auch Eier aus einer Tierhaltung, die männliche Küken am Leben lässt (zumindest bis zur Schlachtung). Die einzige wirklich tierfreundliche Variante beim Eierkonsum, sind Eier von Hof-Hühnern, die nicht zur Schlachtung gehalten werden und wo auch die Hähne nicht getötet werden.
Eisen	Bei vegetarischer und veganer Ernährung sollte Rücksicht auf Eisen genommen werden.	Wer Veganer ist, sollte zumindest etwas darauf achten, regelmäßig eisenhaltige pflanzliche Lebensmittel zu essen.

Lebens-mittel | Thema	Vorkommen | Verwen-dung	Tipps | Alternativen
Fleisch-ersatz	Vegetarier und Veganer haben in der Regel (genau wie ihre karnivo-rischen Artgenossen) das Bedürfnis nach der Aromanote "Umami". Als Fleischersatz eignen sich besonders gut Ge-müsefrikadellen oder Tofu, Sojageschnetzeltes und Saitan, die in Bezug auf die Konsistenz sehr ähnlich sind. Wichtig ist aber die Zubereitung, sonst schmecken sie fade.	Tipp für Tofu/Soja-geschnetzeltes: Würzen mit reichlich Sojasauce, Kreuzkümmel und Kori-ander. Dann in Pfanne mit reichlich Öl und kleingeschnittenen Zwiebeln braten (Soja-geschnetzeltes zuvor in kochendem Wasser einweichen).
Fruchtsäf-te und Limona-den	Klare Fruchtsäfte werden meist mit Gelatine (z.T. Fisch-Gelatine) gefiltert. Die Gelatine ist im End-produkt nicht mehr enthalten.	Direktsäfte, frisch ge-presste Säfte. Limona-den ohne Saftanteil.

Lebens-mittel | Thema	Vorkommen | Verwen-dung	Tipps | Alternativen
Gelatine (E 441)	Weingummi/Gummi-bärchen, Kaubonbons, Pudding etc. Tierisch: Vom toten Schwein oder Rind (Haut). **Achtung:** Auch in vielen Medikamenten, analo-gen Filmrollen und in Photopapier enthalten. Außerdem in Paintball-Munition.	Pektin, Agar-Agar, Stär-ke, Johannisbrotkern-mehl, Kelp-Alge. Einige weiche Süßigkei-ten wie Lakritzschnecken enthalten keine Gelatine.
Glycerin (E 422)	Glycerin ist zum Teil tierischen Ursprungs.	Meistens ist Glycerin pflanzlicher Herkunft. Es fällt unter anderem als Reststoff in der Biodie-selproduktion an.
Medika-mente	Sehr viele Pillen und Tabletten haben eine Hülle aus Gelatine.	Viele Medikamente sind auch mit nicht-tierischer Hülle verfügbar.
Käse (Lab)	Viele Käse werden mit <u>Lab</u> hergestellt und sind damit NICHT VEGETA-RISCH!	Beim Kauf von Käse ist darauf zu achten, dass auf der Packung "mit mikrobiologischem Lab hergestellt" steht.

Lebens-mittel | Thema	Vorkommen | Verwen-dung	Tipps | Alternativen
Margari-ne	Achtung: Margarinen sind nicht immer vege-tarisch oder vegan. Zum Teil sind sie mit Fischöl (Omega-3-Margarinen) oder Molke angerei-chert.	Zutatenliste auf der Verpackung beachten!
Omega-3-Fettsäu-ren	Nahrungsergänzungs-mittel häufig hergestellt aus Fisch und oder Rob-ben.	Pflanzliche Träger von Omega-3-Fettsäuren sind verfügbar. Z.B. in Leinöl, Chiaöl, Perillaöl usw.
Milch-produkte	Vegetarier essen häufig Milchprodukte. Hierbei kann eine Reduktion der Aufnahme aus gesund-heitlichen Gründen und aus Gründen des Tier-schutzes sinnvoll sein.	Es wird ein Zusammen-hang zwischen Milch-konsum und Krebser-krankungen vermutet. Auch zu beanstanden: Der Tierschutz in der Massentierhaltung.
Proteine / Eiweiß	Eiweiße sind wichtig für eine ausgewogene Er-nährung. Auch für Vege-tarier und Veganer be-steht eigentlich kein Mangel. Dennoch sollte man auf die tägliche Aufnahme auch eiweiß-haltiger pflanzlicher Lebensmittel achten.	

Lebens-mittel | Thema	Vorkommen | Verwen-dung	Tipps | Alternativen
Schellack (E 904)	Unbedenkliches Baum-harz, das von Läusen aus dem Baum geholt wird. Möglicherweise für Veganer problematisch. Vegetarier dürften im Allgemeinen wenig Mitleid mit Läusen ha-ben :)	Wird als Kunststoffer-satz, Möbelpflege oder Nahrungsergänzungs-mittel verwendet. Alter-nativen sind meist che-misch.
Talg	Tierfett, das Bestandteil in vielen Kosmetika, Vogelfutter, Kerzen (Stearin), Schmiermitteln (z.B. für Saiten-instrumente) und zum Teil vegetarischen Spei-sen ist. Nicht verwech-seln mit mineralischem Talk in Lebensmitteln (E-553b).	Rein pflanzliche Kosme-tika. Naturkosmetika haben meist keine tieri-schen Bestandteile.

Lebens-mittel | Thema	Vorkommen | Verwen-dung	Tipps | Alternativen
Taurin	In Energy-Drinks findet sich in der Regel Taurin als Zusatzstoff. Es erhöht laut Marketing angeblich die Konzentration, was aber wissenschaftlich nicht belegt ist. Taurin ist zwar ein Stoff, der in Säugetieren vorkommt, es gibt aber auch synthetisch hergestelltes.	Für Vegetarier und Veganer ist das Taurin in Energy-Drinks unbedenklich, da synthetisch hergestellt.
Tier-versuche	Tierversuche werden meist in der medizinischen/ pharmazeutischen Forschung angewendet. Seltener auch für die Entwicklung von Kosmetika.	Für Kosmetika bestehen Listen von Unternehmen, die nicht von Tierversuchen Gebrauch machen (siehe Peta). Tierversuche für Medikamente und Grundlagenforschung können aus Konsumentensicht schwer verhindert werden.
Vitamin A	Zwei Drittel der Vitamin-A-Zufuhr stammt bei den meisten Menschen aus Fleisch- und Milchprodukten. Ein Mangel ist selten.	Veganer sollten darauf achten, genügend pflanzliche Lebensmittel mit der Vitamin-A-Vorstufe Carotine (Provitamin A) zu sich zu nehmen.

Lebens- mittel | Thema	Vorkommen | Verwen- dung	Tipps | Alternativen
Vitamin B12	Vegetarier decken in der Regel ihren Vitamin B12-Bedarf über Milch- produkte und Eier.	Wer Veganer ist, sollte sich um eine ausrei- chende Vitamin B12- Aufnahme Gedanken machen. Über rein pflanzliche Nahrung kann eine solche nicht gewährleistet werden.
Vitamin D und Vi- tamin D3- Präperate	Vitamin D3 ist immer tierischer Herkunft. Gewonnen entweder aus Fisch, Milch, Eiern oder tierischen Fetten.	Synthetische Herstellung ist auch möglich.
Wein	Tierische Zusatzstoffe. Billiger Wein und die meisten klaren Säfte werden mit Gelatine vom toten Schwein oder Fischen gefiltert. Gelati- ne ist zwar nicht mehr im Endprodukt enthal- ten, wurde aber für die Produktion verwendet.	Es gibt Hersteller, die den Wein anders filtern. Dies gilt vor allem für teurere Weine oder dann, wenn es auf der Verpackung vermerkt ist (Vegan).

Lebens-mittel | Thema	Vorkommen | Verwen-dung	Tipps | Alternativen
Wolle / Wollfett	Wolle in der Regel vom Schaf. Wollfett zum Teil auch in Kosmetika ent-halten.	Grundsätzlich in Ord-nung. Ggf. fragwürdige Tierhaltung. Schafe werden (wie andere Zuchttiere) außerdem meist lange vor der natürlichen Lebenser-wartung geschlachtet.
Zusatz-stoffe	Viele Lebensmittel-Zusatzstoffe (E-Nummern) enthalten tierische Anteile, ohne dass dies dem Verbrau-cher unbedingt bewusst ist. Die Wichtigsten sind in dieser Tabelle aufge-führt, alle weiteren sind aus entsprechenden Tabellen zu entnehmen.	Wer sichergehen will, welche natürlichen Zu-satzstoffe tierischer Herkunft ist, sollte die entsprechenden Tabel-len studieren.
Zucker (Raffi-niert)	Raffinierter Zucker wird in einigen Ländern zum Teil mit Tierkohle ent-färbt (z.B. USA). In Deutschland wird dies nicht gemacht.	In der Regel braucht man sich hierzulande wenig Gedanken zu diesem Thema machen. In anderen Ländern ggf. recherchieren, ob dort Tierkohle in der Zucker-produktion üblich ist.

Quelle: mit Unterstützung von
http://gesundheitstabelle.de/index.php/2012-11-04-20-02-49/tips-
fuer-vegetarier-veganer

Geheimtipp:

Die Afrikaner bzw. die Kameruner essen sehr vegetarisch und auch vegan. In Kamerun werden fast alle
typischen vegetarischen und veganen Gerichte mit
Palmöl zubereitet. Schau nach Kochrezepten in Kapitel B 8.

B. Ernährung gegen ernährungsbedingte Krebserkrankungen

Experten schätzen, dass Brustkrebs, Eierstockkrebs, Gebärmutterkrebs, Darmkrebs, Prostatakrebs, Magenkrebs, Leberkrebs und Bauchspeicheldrüsenkrebs in direktem Zusammenhang mit falscher Ernährung stehen. Es heißt, ca. 1/3 aller Krebserkrankungen ließen sich durch eine gesündere Ernährung vermeiden.

Meine Auswertung vieler Studien zeigt, dass Menschen, die sich vorwiegend basisch ernähren, mit vielen antioxidativ wirkenden Lebensmitteln, mit ausreichend essentiellen Fettsäuren, regelmäßig verzehrtem Obst, gesundem Fleisch und Fisch ein erheblich geringeres Krebsrisiko aufweisen als andere Menschen, die diese gesunden Lebensmittel nicht zu sich nehmen. Dieser Effekt verstärkt sich, je sportlich aktiver die Menschen sind.

Die Naturmediziner in Kamerun raten, dass die Ernährung ganzheitlich sein muss und Lebensmittel von allen Lebensmittelgruppen enthalten sollte. Je vielfältiger die Ernährung, umso eindrucksvoller der Schutz vor und der Kampf gegen Krebs. Es bringt nicht viel, wenn man die ganze Woche immer nur zwischen zwei gesunden Lebensmitteln abwechselt, oder wenn man sich grundsätzlich schlecht ernährt und dann jeden

Tag einen Apfel isst. Gefährlich ist es auch zu glauben, dass man gesund isst, wenn man einen Salat isst. Wichtiger ist das Dressing. Das Salatdressing, das man überall bekommt, ist viel schlimmer, als gar keinen Salat zu essen.

B 1. In unserer Ernährung und in unserer Psyche steckt die Prävention gegen Krebs: Was man beachten sollte

Die beste Krebsprävention und Unterstützung jeglicher Krebstherapie ist die Ernährung und ein gesunder Lebensstil. Wie ich schon erwähnte, nicht nur eine giftfreie Ernährung schützt uns vor Krebs oder bekämpft den Krebs, sondern auch die Auswahl und die Art der Lebensmittel.

Ernährung kann Krebs verhindern. Durch den Verzehr bestimmter Lebensmittel kann man das Krebsrisiko reduzieren, betonen heute immer mehr Forscher und Wissenschaftler.

Die Frage ist dann nur, wie und mit welchen Lebensmitteln?

Das ganze Buch zeigt dir, welche Lebensmittel dich vor Krebs schützen oder ihn eindämmen. In Teil A hast du gelesen, wie man sich gesund ernährt. Dieser Teil B ist wie eine kleine Zusammenfassung gezielt bezogen auf Krebs. Ich werde hier in Teil B bei vielen Lebensmitteln keine weiteren Kommentare mehr hinzufügen, sondern sie nur noch auflisten, denn die ausführlichen Erklärungen findest du in Teil A.

Die Zweite Prävention, die aber eigentlich die erste sein sollte: Unsere Psyche

Was du bei der Anwendung dieser Tipps beachten sollst ist einfach: Höre auf dich, glaube an dich, erkenne, dass die Natur und die Welt dir nichts Böses tun wollen. Deine geistige Einstellung dem Krebs gegenüber ist das Wichtigste. Du sollst niemals in Panik verfallen, denn die Wissenschaft hat schon viele Fortschritte gemacht und man muss nicht immer und nicht unbedingt wegen Krebs sofort sterben. Wenn du dann der Natur vertraust und ihre immensen Schätze nutzt, kannst du den Krebs besiegen, auch wenn er vielleicht nicht verschwindet. Der Sieg fängt im Kopf an. Wenn du ablehnst, dass er dir Angst macht und Panik bereitet, wenn du ihn akzeptierst und Kontakt zu diesem fremden „Körper", der nun ein Teil von dir ist, aufnimmst, wirst du seine Bedrohung untergraben und den richtigen Weg finden – denn die nächste Präventionsstufe, wenn der Krebs ausgebrochen ist, sind nicht die Medikamente, sondern ist deine Psyche.

Kopf hoch, wenn du nicht erkrankt bist, Kopf höher, wenn du erkrankt bist. Alles liegt in deinen Händen. Gib nicht auf, indem du **jetzt** anfängst gesund zu essen.

B 2. Auch die Sonne ist eine „Nahrung" gegen Krebs

Die Sonne ist nicht direkt ein Lebensmittel, aber die Sonne ernährt den Körper auch. Die Sonnenstrahlung regt die Haut an, große Mengen des Krebshemmenden Vitamins D zu bilden. Vitamin D-Mangel kann zu chronischen Krankheiten wie Krebs führen. Viele wissenschaftliche Studien bestätigen, dass es eine Verbindung gibt zwischen Vitamin-D-Mangel und Dickdarm-, Prostata- oder Brustkrebs und auch eine zu Typ I Diabetes, Multipler Sklerose oder rheumatischer Arthritis. Mehr dazu in Kapitel B 4.

Es wurde festgestellt, dass Menschen, die wenig Sonne abbekommen häufiger an Krebs erkranken. Dabei ist bewiesen, dass künstliche Strahlung im Sonnenstudio null heilende Wirkung hat und den Körper überhaupt nicht anregt, Vitamin D zu produzieren.

Forscher meinen, dass Sonnenstrahlung ihre größte Wirkung bei Menschen zeigt, die schon an Krebs erkrankt sind.

B 3. Die Anti-Krebs-Lebensmittel: Welche Lebensmittel helfen gegen Krebs, bzw. beugen vor?

Nach Herz-Kreislauferkrankungen zählen Krebserkrankungen zu den häufigsten Todesursachen in der westlichen Welt. Wie auch bei Herzerkrankungen spielt die Ernährung bei Krebserkrankungen eine sehr wichtige Rolle. Ein erster wichtiger Schritt ist das Vermeiden Milch und Milcherzeugnissen, du solltest insgesamt den Verzehr von Milchprodukten stark verringern. Viele wissenschaftliche Studien belegen, dass eine gesunde Ernährung Krebs vorbeugen oder begleitend bei einer Krebstherapie sehr helfen kann. Einige dieser Lebensmittel sind:

B 3.1 Basische Lebensmittel

Ein ausgeglichenes und sogar mehr basisch als säuerliches Milieu ist perfekt, damit Krebs nicht entsteht oder sogar verdrängt wird, denn viele basische Lebensmittel sind die Quelle zahlreicher krebshemmender Stoffe und Antioxidantien.

Siehe Kapitel A 3.9 „Basische Lebensmittel"

B 3.2 Bittere Lebensmittel wie Grünkohl, Brokkoli und Co.

In Kamerun sagt man oft, dass gute Heilmittel bitter schmecken. Und tatsächlich, viele Naturmedikamente, besonders in Form von Getränken, sind bitter. Der Kampf gegen Krebs fängt oft in unserem Darm an. Eine gesunde Darmflora ist wichtig, um sich vor dieser Krankheit zu schützen und bittere Lebensmittel sind ein hervorragendes Heil- und Reinigungsmittel für den Darm.

Bittere Lebensmittel regen die Verdauung an und es ist bekannt, dass eine schlechte Verdauung die Ursache vieler Krankheiten ist, denn so können Bakterien und Viren entstehen, die auch Krebs auslösen.

Neben dem bereits bekannten bitteren Aprikosenkern, sind auch weitere bittere Lebensmittel gute Kämpfer gegen den Krebs. Viele bittere Lebensmittel enthalten zahlreiche Antioxidantien.

Siehe Kapitel A 3.8 „Bittere Lebensmittel".

B 3.3 Anti-Krebs-Gewürze und Kräuter

Eigentlich sollte man Kräuter nicht Lebensmittel nennen, denn sie sind echte Heilmittel. Sie sind die wahre kostenlose und gesunde Apotheke der Natur.

Folgende Kräuter und Gewürze sind Krebsfeinde:

- Ingwer
- Zwiebel
- Knoblauch
- Scharfe Chili
- Petersilie
- Basilikum
- Thymian
- Salbei
- Koriander
- Rosmarin
- Oregano
- Zimt
- Kurkuma/Curcumin
- Wermut
- Schwarzkümmel
  „Die schwarzen Samen sind ein Heilmittel für alle Krankheiten außer dem Tod", sagte schon der Prophet Mohamed zu seiner Zeit.

B 3.4 Anti-Krebs-Obst und Früchte

B 3.4.1 Tropisches Obst

- **Ananas**

  Siehe Kapitel A 3.10.6

- **Papaya**

  Die Papaya hemmt das Wachstum von Krebszellen und wird in Afrika grün oder gelb als starkes Heilmittel gegen chronische Entzündungen, u.a. Krebs, benutzt.

  Die Wissenschaft erkennt langsam die Vorteile dieser Frucht im Kampf gegen den Krebs. Hunderte von Studien über die Papaya belegen ihre Heilkräfte. Die australischen Behörden werben sogar damit, dass die Papaya eine Heilpflanze gegen Krebs ist. Sie soll gegen Brustkrebs sowie Gebärmutterhals-, Bauchspeicheldrüsen- und andere Krebsarten wirken. Diese Wirkung wird mit den zahlreichen Antioxidantien, die durch phenolische Verbindungen (Catéchines, Beta Cryptoxanthin, Lycopin, Papain) in großer Menge in der Papaya zu finden sind, erklärt.

  Mehrere Studien haben gezeigt, dass eine Erhöhung des Verbrauchs von Nahrungsmitteln, die reich an Lycopen sind, das Risiko von

Prostatakrebs verringert. Siehe Kapitel A 3.10.7.

- **Avocados**

Avocados sollen eine Wunderwaffe gegen Krebs sein.

Dass der Avocadobaum mit seiner Frucht eine Heilpflanze ist, die man auch gegen chronische Krankheiten anwendet, wissen viele Menschen und Naturmediziner in Kamerun.

Nun erkennt auch die Wissenschaft die Heilkraft dieser Pflanze und sie soll sogar antikanzerogen sein, wie eine kanadische Studie belegt. Forscher der University of Waterloo entdeckten in der Avocado einen Inhaltsstoff, der den Krebs bekämpfen kann. Dieser Stoff, Avocatin B, ist ein Fett, das bei der Behandlung der akuten myeloischen Leukämie (AML) erfolgreich war. Das Besondere dabei ist, dass dieses Fett den Krebs dort bekämpft, wo er entstanden ist, ohne die gesunden Zellen anzugreifen.

Zwar sagen die Forscher, dass es noch Jahre dauern wird, bis dieses Fett als Medikament verkauft wird, aber das Gute dabei ist, dass wir nicht so lange warten müssen, denn Avocados können wir jederzeit essen. Einfach die Sache selbst in die Hand nehmen und diese Frucht nun regelmäßig essen.

Siehe Kapitel A 3.10.8.

- **Kokonuss und Kokosöl**

Kokosöl soll Darmkrebszellen beseitigen, wie Laborstudien belegen. Kokosöl enthält ca. 50% Laurinsäure. Diese Säure hat im Labor bis zu 93% der Darmkrebszellen zerstört. Laborstudien kann man nicht immer 1 zu 1 auf Menschen übertragen. Aber es ist für mich ein Zeichen, dass dieses Lebensmittel den Körper unterstützen kann, dem Krebs vorzubeugen oder ihn zu verdrängen und seine Entwicklung zu verlangsamen.

Siehe Kapitel A 3.10.5.

- **Safou**

Diese Tropenfrucht und ihre Samen enthalten eine zytotoxische Substanz, die gegen Krebs 10.000 mal besser wirkt als die normale Chemotherapie mit dem Medikament Adriamycin, wie Untersuchungen, die im *Journal of Natural Products* 1996 veröffentlicht wurden, ergaben.

Siehe Kapitel A 3.10.9.

- **Zitrusfrüchte: Grapefruit, Zitronen, Orangen**

  Gehören zu den antioxidativ wirksamsten Früchten, die freie Radikale flach legen.

  Siehe Kapitel A 3.10.11.

- **Mango**

  Siehe Kapitel A 3.10.12.

- **Guave**

  Siehe Kapitel A 3.10.14

- **Corossol**

  Ein sehr wirksames Anti-Krebs-Mittel.

  Siehe Kapitel A 3.10.10

B 3.4.2 Weiteres Obst

- **Tomaten**

  Tomaten enthalten große Menge an Lycopin. Es ist ein Carotinoid, das für die rote Farbe der Tomaten verantwortlich ist. Die Tomate ist bei weitem die beste Nahrungsquelle. Von allen Carotinoiden ist Lycopin dasjenige mit dem größten Einfluss auf die Krebsprävention, denn es zählt zu den starken Antioxidantien und gilt als Radikalenfänger. So kann es reaktionsfreudige Moleküle im menschlichen Körper unschädlich machen und Zellen vor der Zerstörung bewahren.

Mehrere epidemiologische Studien haben darauf hingewiesen, dass ein hoher Konsum von Tomaten Lungen und Magen vor Krebs schützen kann.

- **Granatapfel**

Granatapfelsaft hat entzündungshemmende und antioxidative Wirkungen. Der Granatapfel ist eine Frucht mit vielen Antioxidantien, den Flavonoiden, Tanninen und der Ellagsäure (40%). Die Aktivität seiner Antioxidantien sei noch größer als die des grünen Tees.

Dadurch ist der Granatapfel ein Heilmittel gegen viele chronische Krankheiten und soll auch gegen Krebs wirken. Im Rahmen verschiedener Studien mit Granatapfel-Polyphenolen wurde laut Wikipedia ein gehemmtes Wachstum von Krebszellen in der Brustdrüse, Lunge, Haut, dem Darm und der Prostata beobachtet.

- **Beeren, je dunkler desto besser**

Die kleinen roten Früchte wie Himbeeren, Heidelbeeren, Brombeeren, usw. enthalten große Mengen an Polyphenolen mit der bekannten Antikrebswirkung.

Ein Polyphenols, das die Entwicklung von Krebs stören kann ist die Ellagsäure. Sie hat bei Tierversuchen eine krebsvorbeugende Wirkung gezeigt. Ellagsäure soll laut Berichten die Zellteilung von Krebszellen stoppen.

Das Polyphenol ist in großen Mengen vor allem in Himbeeren und Erdbeeren vorhanden. Bei Himbeeren ist die Ellagsäure zu 90% in den Samen. Damit diese nicht unzerkaut wieder ausgeschieden werden, weil sie schwierig für den Organismus aufzunehmen sind, würde ich empfehlen, die ganze Frucht zu pürieren, bevor sie verzehrt wird. Bei Erdbeeren ist es anders. Die Säure ist im ganzen Erdbeerfleisch zu finden.

Die zweite Art von Polyphenolen in den Beeren, die auch antikanzerogen sind, sind die Anthocyanidine. Sie haben ein starkes antioxidatives Potential. Sie sind meist in Blaubeeren und Heidelbeeren zu finden, aber auch in kleinen Mengen in Himbeeren, Erdbeeren und Preiselbeeren.

Schließlich enthalten rote Früchte die Proanthocyanidine, ebenfalls ein starkes antioxidatives Mittel. Im Labor wurde festgestellt, dass die Einnahme dieses Stoffes das Wachstum von verschiedenen Krebszellen hemmt.

- **Pflaume**

  Die Pflaume enthält verschiedene phenolische Verbindungen, insbesondere Flavonoide und Phenolsäuren – wirksame Antioxidantien. Getrocknet enthalten Pflaumen immer noch fast die gleiche Menge Antioxidantien und stehen somit auf dem zweiten Platz der getrockneten Obstsorten, die Antioxidantien enthalten.

  Als Pflaumensaft verliert die Frucht ebenfalls seine Kraft als Antioxidans nicht.

  Studien im Labor haben gezeigt, dass der Verzehr von Pflaumen das Wachstum von Dickdarmkrebszellen reduziert hat.

  Eine Studie der Universität von Texas belegte außerdem die Wirkung von Pflaumenextrakten gegen das Brustkrebswachstum.

- **Pfirsich und Nektarine**

  Pfirsiche und Nektarinen sind gute Antioxidantien wegen ihres hohen Gehalts an phenolischen Verbindungen. Die Verbindung mit Vitamin C und Carotinoiden verstärkt ihre antioxidative Wirkung. Diese Früchte reduzieren Schäden durch oxidativen Stress. Sie wirken entzündungshemmend und krebsvorbeugend.

- **Rosine (getrocknete Traube)**

  Die Rosine hat eines der höchsten Gehalte an Antioxidantien bei den Früchten.

- **Aprikosenkerne**

  Aprikosenkerne enthalten das Vitamin B17, das von manchen in Kampf gegen Krebs benutzt wurde. B17-Tabletten mit Aprikosenkernextrakt sind in Australien und in den USA verfügbar.

- **Aronia**

  Eine dunkelblaue Beere mit wissenschaftlich bewiesener Anti-Krebs-Wirkung.

B 3.5 Anti-Krebs-Gemüse

Moringa ist das beste Gemüse, um dem Krebs nicht nur vorzubeugen, sondern auch seine Ausbreitung und Metastasen zu stoppen. Mit über 46 Antioxidantien kann der Moringa gegen viele Krebsarten vorgehen. Siehe Kapitel A 3.10.1.

Weitere Gemüse sind: Bambussprossen, Broccoli, Kohl, Chicorée, Blumenkohl, Karotten, Knoblauch, Süßkartoffeln, Pilze, Bohnen, Maniok, Yamswurzel, Taroblätter, Bitter Leaf, Bohnenblätter, Kürbisblätter, Erbsen, Linsen, Kürbiskerne

B 3.6 Anti-Krebs-Salate

Folgende Salate können in einer gesamten Anti-Krebs-Ernährung positiv wirken: Chicorée, Eichblattsalat, Eisbergsalat, Endiviensalat, Feldsalat, Kopfsalat, Löwenzahn, Lollo.

B 3.7 Anti-Krebs-Nüsse

Auch in Nüssen sind wichtige Stoffe enthalten, die dem Krebs vorbeugen können. Haselnüsse, Paranüsse, Walnüsse, Mandeln, Palmkernnuss, Cashewnüsse und kleine kamerunische Erdnüsse (natur), am besten, wenn sie frisch geerntet sind, direkt aus der Schale gegessen.

Nüsse bevorzugt unbehandelt, ungeröstet und ungesalzen essen.

B 3.8 Anti-Krebs-Fleisch

Entgegen der Aussagen vieler Ernährungsexperten ist Fleisch nicht unbedingt ungesund. Es kommt darauf an. Ärzte in Kamerun sagten mir, dass die Nordkameruner, die viel Rindfleisch essen, am wenigsten Krebserkrankungen haben. Die Frauen dort haben die festesten Brüste, auch nach mehreren Kindern und Brustkrebs ist dort fast unbekannt.

In Kamerun ist Rindfleisch sehr gesund. Die Rinder leben im Freien und ernähren sich nur von Gras. Sie sind fast fettfrei und voller Muskeln. Das Fleisch schmeckt total anders als das Fleisch in Europa. Das ist bio, total ohne Chemie. Nicht Fleisch an sich ist schlecht, sondern die Gifte im Fleisch. Dass Rindfleisch hier in Europa so fett ist, hat mit der chemiereichen Ernährung der Rinder zu tun und der Art der Fütterung mit Fleischmehl, Weizen usw. Das ist nicht natürlich. Rind- und Wildfleisch haben Nährstoffe, die für den Körper wichtig sind. Manche Studien zeigen, dass der kontrollierte Verzehr von magerem Fleisch das Risiko bestimmter Krebsarten senkt.

In Kamerun werden auch Innereien als Nährstoffspender angesehen.

Anstatt dass die Forscher die Fleischqualität beurteilen, verurteilen sie Fleisch gleich komplett, obwohl es Völker gibt, die sehr viel Rindfleisch essen, bei denen man aber kaum Krebserkrankungen feststellt, wie zum Beispiel auch im Tschad in Afrika.

Und wenn doch gesundes Rindfleisch Brustkrebs bekämpfen würde?

B 3.9 Anti-Krebs-Fische

Meeresfische hemmen die Krebsbildung. Zwei- bis dreimal Fisch pro Woche senkt das Risiko für Brust-,

Darm- und Prostatakrebs signifikant. Manche Studien sagen sogar bis um fast 40%.

Geeignete Fische sind:

Lachs, Makrele, Hering und Sardinen.

B 3.10 Anti-Krebs-Fette

Omega-Fettsäuren sind gut, aber Fettsäuremischungen (gesättigte und einfach und mehrfach ungesättigte Fettsäuren) sind besser für die heilende Kraft eines Öls, besonders gegen den Krebs, sagte mir mein Lehrer in Afrika. Manchmal kann sogar, wie im Fall des Palmöls, ein höherer Gehalt an gesättigten Fettsäuren besser helfen. Wichtiger ist die gesamte Zusammensetzung des Öls.

Lebensmittel, die reich an Omega-3-Fettsäuren sind, gehören in jede effektive Anti-Krebs-Diät. Studien haben einen Zusammenhang zwischen dem Verzehr von Fisch, der reich an Omega-3 ist, und einem niedrigeren Risiko für bestimmte Krebsarten wie Brust-, Eierstock-, Prostata- und Darmkrebs gezeigt. Aber diese Fette sind nur wirksam gegen Krebs, wenn sie über Lebensmittel aufgenommen werden, sonst wird sich die Wirkung umkehren, besonders bei Frauen in der Postmenopause, wie eine koreanische Studie aus dem Jahr 2009 belegte.

Omega-3-Fettsäuren sind besonders in pflanzlichen Ölen enthalten wie Palmöl, Olivenöl, Leinöl, Hanföl, und in Fischen wie zum Beispiel Lachs.

Eine Mischung aus verschiedenen Fettsäuren macht das Fett zu einem wirksamen Mittel gegen den Krebs. In der westlichen Ernährung werden Fettsäuren getrennt und isoliert betrachtet. Es werden Omega-3-Fettsäuren als das gesündeste Fett dargestellt. Aber in der ganzheitlichen Heilernährung funktioniert es nicht so. Eine gute Zusammensetzung von den verschieden Fettsäuren ist viel wichtiger bei der Heilung von Krankheiten.

- **Palmöl**
- **Kokosnussöl**
- **Erdnussöl**

Erdnussöl ist ein Pflanzenöl aus gepressten Erdnüssen. Es ist ein sehr gesundes Öl. Auf Wikipedia ist zu lesen, dass das europäische Arzneibuch zur Reinheit des raffinierten Erdnussöls folgende Fettsäurezusammensetzung vorgibt: 35 bis 72% einfach-ungesättigte Ölsäure, 13 bis 43% zweifach-ungesättigte Linolsäure, 7 bis 16% Palmitinsäure, 1,3 bis 6,5% Stearinsäure, 0,5 bis 3% Arachinsäure, 1 bis 5% Behensäure und 0,5 bis 3% Lignocerinsäure. Des Weiteren kommen Tocopherole (mehrere Vitamin E-Formen), weitere Antioxidantien, Lecithin, Kohlenwasserstoff, Sterole und 13 verschiedene Vitamine einschließlich A, B, C und E darin vor. Eine perfekte Mischung für die Gesundheit. Es gibt einen Unterschied zwischen afrikanischem Erdnussöl und anderen Erdnussölen. Das afrikanische Erdnussöl ist gelbstichig, schmeckt noch ein bisschen nach Erdnuss und ist sehr gesund.

Erdnussöl senkt, wegen seines Gehalts an ungesättigten Fettsäuren in den Triacylglyceriden, den Cholesterinspiegel.

Dieses Öl wurde früher als Erdnusspaste sogar in viele Salben hineingemischt, da es eine schmerzstillende Wirkung hat. Es wird benutzt, um Muskel-, Gelenk- und Rheumaschmerzen zu lindern. Auch bei Hautproblemen und Akne ist dieses Öl sehr hilfreich. Das Öl wird in Afrika auch gegen Erkältung und verstopfte Nase eingesetzt und ist ein hervorragendes Reinigungsmittel für den Darm. Es regt die Verdauung an, macht die Darmflora gesund und hilft dem Körper, Nährstoffe gut aufzunehmen.

Das Öl ist antioxidativ und schützt den Körper vor Schäden durch freie Radikale und somit vor chronischen Krankheiten wie Krebs. Gerade das Erdnussöl aus Afrika ist laut Naturmedizinern in Kamerun ein gutes Vorbeugungsmittel gegen Krebs. Mindestens viermal pro Woche einen Esslöffel Erdnussbutter essen reduziert das Risiko für kardiovaskuläre Erkrankungen und hilft, Darmkrebs und Alzheimer zu reduzieren.

- **Karité-Butter oder Sheabutter aus dem Baum des Lebens**

Sheabutter ist ein fettiges Öl aus dem afrikanischen Shea-Baum, auch bekannt als „The Tree of Life". Sheabutter wird seit tausenden von Jahren für ihre zahlreichen heilenden Eigenschaften und Anwendungsmöglichkeiten anerkannt. Dabei handelt es sich um nicht raffinierte Butter. Raffinierte und hoch verarbeitete Butter ist nicht mehr so gesund und hat viele ihrer Nährstoffe bereits verloren.

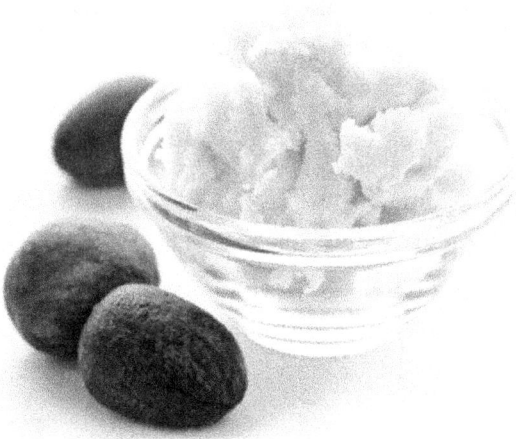

Sheabutter hilft nicht nur dem Aussehen und macht eine schöne Haut, wie viele denken, nein, Sheabutter enthält viele Vitaminen – D, E, F – essentielle Fettsäuren und Mineralstoffe. Sie wirkt somit auch antioxidativ und wird in Afrika gegen chronische Infektionen angewendet. Viele Naturmediziner in Kamerun benutzen Sheabutter, um Hautkrebs vorzubeugen oder ihn zu heilen.

- **Oliven und Olivenöl**

In Olivenöl sind Antioxidantien, die die anfängliche Entwicklung von Krebs blockieren können. Olivenöl enthält auch phenolische Verbindungen. Schwarz Oliven enthalten mehr als grüne und haben somit auch eine größere antioxidative Kapazität.

Oliven und Olivenöl haben laut Studien eine schützende Wirkung gegen Brustkrebs, Darmkrebs und Uteruskrebs. Kalt gepresstes Olivenöl soll die Bildung von Metastasen erschweren, hieß es in einer kanadischen Studie.

- **Weitere Öle: Walnussöl, Leinöl**

Auch gibt es eine bestimmte Algensorte, die sehr reich an Omega-3-Fettsäuren ist. Das Öl dieser Alge kann sehr einfach in Form einer speziellen Ölmischung gemeinsam mit Leinöl, Nachtkerzenöl und weiteren wertvollen Zutaten eingenommen werden.

B 3.11 Anti-Krebs-Getränke und Tees

Auch Getränke können vor Krebs schützen. Folgende Teesorten sind besonders reich an Antioxidantien:

- Rooibos-Tee
- Grüner Tee

- Grüner Tee mit Ingwer

- Ingwertee (auch mit Zitrone)

- Moringa Tee ist top!

- Tee mit Kolanuss Pulver

- Zitrussäfte in verschiedenen Zusammensetzungen

- Zitrone mit Honig, lauwarm

- Kokosmilch aus frischer Kokosnuss

- Kokosmilch mit Himbeeren

- Granatapfelsaft

- Granatapfelsaft mit Zitrone

- Granatapfelsaft mit grünem Tee

- Saft aus Papaya, Ananas und Mango (fast wie Smoothies, häufig benutzt bei den Naturmedizinern in Kamerun gegen chronische Infektionen. Manchmal wird dabei die grüne Papaya zugemischt)

- Sauersack Saft

- Mango Saft (auch mit Ananas, Orangen und Apfel usw.)

- Traubensaft

- Tomatensaft

- Beerensäfte, wie z.B. Himbeersaft

- Saft aus: Zitrone, Karotte, Rote Beete, Apfel. Dieser Saft soll sehr stark gegen Krebs wirken.(Quelle für diesen Tipp: http://livefreelivenatural.com/the-miracle-drink-that-kills-cancer-cells/)

- Ananas und Ingwer

- Orange und Himbeersaft

- Safou-Saft

- Salzwasser mit Zitrone und Ingwer: In Afrika sagen viele Heiler, dass Meereswasser gegen Krebs wirken soll

- Knoblauch-Getränke: Knoblauch und Ingwer pürieren, in warmes Wasser geben und 48 Stunden stehen lassen. Filtrieren und tassenweise mit Zitronensaft und Honig trinken. Das ist für die Gesundheit allgemein ein super Energy-Getränk

Und viel mehr

*** Man sagt, dass grüner Tee hilft, aber während meiner Recherchen habe ich festgestellt, dass die meisten Frauen, die Krebs hatten, auch sehr viele Tees und grüne Tees tranken????

B 4. Die wichtigsten Anti-Krebs-Vitamine

Vitamine sind gute Helfer gegen den Krebs. Aber nur, wenn sie auf natürliche Weise aufgenommen wurden. Das bedeutet: Aus der Ernährung. Künstlich hergestellte Vitamine verarbeitet der Körper schlecht und versucht im Gegenteil sich dagegen zu wehren, was den Körper weiter stresst und freie Radikale entstehen lässt.

Künstliche Vitamine in Tablettenform als Nahrungsergänzungsmittel sind gefährlich für den Körper. Sie sind völlig überdosiert, lassen manche Tumore richtig wachsen und lassen manche Krebserkrankten sogar früher sterben. Das Krebsrisiko ist noch viel höher, wenn gleichzeitig andere wichtige Substanzen fehlen. So verstärkt zum Beispiel die Einnahme von künstlichem Vitamin-E Prostatakrebs, wenn gleichzeitig Selen mangelt.

Deswegen ist es sehr wichtig, diese Vitamine aus frischen Lebensmitteln aufzunehmen.

- **Vitamin D, ein sehr wichtiges Hormon gegen Krebs**

Mehrere Studien weltweit haben gezeigt, dass Vitamin D (oder „calciferol") Brust-, Prostata- und Darmkrebs verhindern könnte. Es kann auch die Entwicklung des Krebses verlangsamen.

Vitamin D ist ein fettlösliches Vitamin, das auf natürlichem Wege, unter Einfluss von UV-Strahlen (Sonne) in der Haut produziert wird. Schon einige Stunden pro Woche an der frischen Luft helfen dem Körper, Vitamin D zu synthetisieren. Auch bei schlechtem Wetter oder bedecktem Himmel ist es wichtig hinaus zu gehen. Denn trotz Wolkendecke schafft es noch genug UV-Strahlung bis auf die Erdoberfläche. Bis zu 90% des benötigten Vitamin D wird durch die Sonne in der Haut gebildet.

Vitamin D kann auch sehr begrenzt über die Nahrung aufgenommen werden. Es ist vor allem in Pilzen (Steinpilzen), Lebertran, Rinderleber, Ei, und in Fisch (Lachs, Makrelen) vorhanden. Bei Pilzen ist es notwendig, diese in Öl kurz zu braten, denn Vitamin D ist fettlöslich und es kommt erst beim Kochen zur Entfaltung bzw. zur besseren Aufnahme durch den Körper.

Vitamin D ist kein Vitamin im eigentlichen Sinn, sondern ein Hormon. Fälschlicherweise wurde es so benannt und den Vitaminen zugeordnet, nachdem man es im Lebertran gefunden hatte und feststellte, dass es bei Kindern Rachitis bekämpfen kann.

Das Vitamin D spielt eine bedeutende Rolle für unsere Gesundheit. Es hilft beim Calcium- und Phosphatstoffwechsel und ist dadurch wichtig für den Knochenaufbau. Es ist außerdem an vielen Stoffwechsel-vorgängen beteiligt, schützt den Körper gegen Infek-tion, hilft beim Muskelaufbau mit.

Menschen, denen es an Vitamin D mangelt, nehmen schwer ab, besonders im Bauchbereich. Eine gute Versorgung mit Vitamin D ist wichtig, wenn man ab-nehmen will. Diese Erkenntnis wird von immer mehr wissenschaftlichen Studien bestätigt.

Vitamin D hat auch einen Einfluss auf die Verteilung der Fettpolster am Körper: Mit einer guten Vitamin D Versorgung wird das Bauchfett besser „verbrannt" und verschwindet schneller. Gerade für Menschen, die Muskeln aufbauen und ein Sixpack haben wollen ist Vitamin D unumgänglich. Studien belegen, dass Frau-en, die wenig Vitamin D zu sich nahmen, eine höhere Fetteinlagerung in der Muskulatur aufweisen.

Vitamin-D-Mangel kann zu chronischen Krankheiten, wie Krebs, führen. Viele wissenschaftliche Studien bestätigen, dass es eine Verbindung gibt zwischen Vitamin-D-Mangel und Dickdarm-, Prostata- und Brustkrebs und auch mit Typ I Diabetes, Multipler Sklerose, rheumatischer Arthritis.

Vitamin D- Mangel kann auch Osteoporose fördern, besonders bei Frauen, aber auch bei Männern (ver-stärkt bei alten Menschen); sowie Rachitis bei Kin-dern und Osteomalazie bei Erwachsenen (Knochen-erweichung).

Da das Vitamin D fettlöslich ist, wird es im Fett gut gebunden und aus dem Blut entfernt, so dass übergewichtige Menschen (wegen zu viel Fett) Vitamin D verlieren und es nicht speichern können. Sie leiden letztendlich unter Vitamin D-Mangel, was dazu führt, dass ihre Nebenschilddrüse nicht mehr gut funktioniert (Überaktivität der Nebenschilddrüse). Weiter leiden sie an Mineralisationsdefekten im Knochen.

Vitamin D schützt die Zellen und schützt vor Krebs. Gewichtsverlust, kombiniert mit Vitamin D, reduziert merklich Entzündungen, die im Zusammenhang mit Krebs stehensowie andere chronische Krankheiten.

Vitamin D ist ein außerdem ein hervorragendes Anti-Aging-Mittel. Vielleicht ist es auch einer der Gründe, warum Menschen in Afrika weniger Krebs und im Vergleich weniger Falten haben?

Achtung: Das UV-A Licht von Sonnenstudios führt nicht zur Vitamin D Bildung in unserem Körper.

- **Vitamin A und Pro Vitamin A**

Dank seiner antioxidativen Effekte ist Vitamin A ein Antikanzerogen.

- **Vitamin C: Anti-freie-Radikale**

Vitamin C ist ein mächtiges wasserlösliches Antioxidans, das sehr gut freie Radikale bekämpft und somit die Zellen und die DNA vor oxidativen Angriffen und Zerstörung schützt. Es trägt dazu bei, dass die Zellen nicht mutieren. Der Körper wird vor bösen Entzündungen bewahrt und so wird dem Krebs sein Milieu genommen.

- **Carotinoide**

Wie Vitamin C sind Carotinoide sehr effektive Antioxidantien und Radikalenfänger. Sie schützen Körpersubstanzen und Stoffwechselsysteme vor schädlichen Einflüssen.

Als Carotinoide (auch: Karotinoide) bezeichnet man laut Wikipedia eine umfangreiche Klasse an natürlichen Farbstoffen, die eine gelbe bis rötliche Färbung verursachen. Carotinoide zählen zu den Terpenen. Mittlerweile sind 800 verschiedene Carotinoide identifiziert.

Carotinoide bewirken die Rot- und Gelbfärbung in verschiedenen Pflanzenteilen. Aber auch grünes Gemüse wie Spinat, Erbsen, Bohnen oder Brokkoli enthält Carotinoide, sie sind aber nicht sichtbar, weil sie vom grünen Chlorophyll der Pflanzen verdeckt werden. Betakarotin stellt 20 bis 35% der im Blut vorhandenen Menge an Carotinoiden.

Indem Carotinoide oxidativen Veränderungen von biologisch wichtigen Molekülen entgegenwirken, vermindert eine erhöhte Carotinoidaufnahme das Risiko für bestimmte Krebserkrankungen: Prostata-, Speiseröhren- und Magenkrebs.

Die interessanten Carotinoide sind vor allem Betakarotin, Alphakarotin, Lykopin, Lutein, Zeaxanthin und Cryptoxanthin.

Carotinoide findet man zum Beispiel in:

- Aprikosen
- Pfifferlingen
- Paprika
- Garnelen, Hummer, Lachs
- Möhren
- Grünkohl
- Orangen
- Spinat
- Tomaten

- **Die Vitamin B-Reihe: Wichtige Stoffe gegen Krebs.**

Vitamin B ist eine Vitamingruppe mit 8 Vitaminen (B1, B2, B3, B5, B6, B7 oder Vitamin H, B9 oder Folsäure, B12). Man findet sie in tierischen Lebensmitteln, besonders in Leberprodukten und Fisch und in pflanzlichen Lebensmitteln (außer Vitamin B12) wie Spinat, Grünkohl, Broccoli, in vielen afrikanischen Lebensmitteln usw.

o **Vitamine B9:**

Eine Studie aus Schweden, die über 7 Jahren andauerte und fast 90.000 Probanden umfasste, zeigte, dass Vitamin B9 das Risiko von Bauchspeicheldrüsenkrebs reduziert.

Mehrere andere Studien haben gezeigt, dass Vitamin B9 verschiedene Krebsarten bekämpfen könnte. Insbesondere Darmkrebs, Brustkrebs und Eierstockkrebs. Es kann auch helfen, die Nebenwirkungen einer Anti-Krebs-Behandlung zu lindern.

Vitamin B9 soll außerdem Herzerkrankungen verhindern oder ihre Heilung verbessern. Vitamin B9 ist in der Leber von Rind und Geflügel zu finden.

o **Vitamine B12**

Es findet sich besonders in Leber, Fleisch, Eiern, Milch und Algen, dagegen kaum in Pflanzenprodukten.

o **Vitamin B17**

Soll sehr effektiv gegen Krebs sein. Viele Menschen berichten, wie sie mit Vitamin B17 erfolgreich Krebs gestoppt haben. Viele Wissenschaftler bezweifelt diese Theorie.

Ich kann nur sagen, dass Vitamin B17 allgemein gute Eigenschaften hat und es nicht schaden kann, gesunde Lebensmittel zu essen, die es enthalten.

Vitamin B17 wird in Aprikosenkernen gefunden.

In Maniok, Yamswurzeln und -blättern findet man genügend Vitamin B17. Vor allem Maniok enthält viel von diesem Vitamin und wird seit je in Kamerun gegen Krebs eingesetzt. (Vielleicht wegen dieses Vitamins???)

Vitamin B17 kann man finden in:

- sehr kleinen Mengen in manchen Beeren: Wildbrombeeren, Holunderbeeren, Stachelbeeren, Heidelbeeren, Erdbeeren, Himbeeren

- den Kernen mancher Obstsorten: Apfel, Aprikose, Kirsche, Nektarine, Pfirsich, Birne, Pflaume

- manchen Bohnen: Mungo, Fava, Linsen, grüne Erbsen, Kidney

- Nüssen: Macadamia, Cashews, Bittermandel

- Blättern: Eukalyptus, Alfalfa, Spinat

- Sprossen: Bambus

Ich würde einfach die afrikanische Variante vorziehen, mit Maniok und Yams, weil sie nicht nur Vitamin B17 enthalten, sondern auch weitere B

Vitamine. Sie sind einfach zu kochen und schmecken gut. Außerdem empfehle ich, Smoothies mit den oben genannten Obstsorten herzustellen.

- **Vitamin E**

Vitamin E soll Krebsstammzellen eliminieren und es wird von manchen als Anti-Prostatakrebs-Mittel betrachtet. Es ist stark antioxidativ und ein guter Radikalfänger, der die Entstehung bestimmter Krebstumore verhindert. Eine Studie aus den USA von 2008 hat die Nützlichkeit dieses Vitamins bei der Prävention von Prostatakrebs, vor allem bei Rauchern, hervorgehoben.

Vitamin E kann man in Pflanzenölen, wie Palmöl, Kokosnussöl, oder Olivenöl, und in Haselnüssen, Walnüssen, Mandeln, Moringa und in vielen afrikanische Lebensmittel finden.

- **Vitamine K: Beugt Krebs vor?**

Eine Studie, die im *Journal of the American Medical Association* veröffentlicht wurde, zeigte, dass Vitamin K (und speziell das Vitamin K2) sehr erfolgreich Krebs vorbeugen kann. In der Studie wurden Menschen, die ein erhöhtes Leberkrebs-Risiko vorwiesen, in zwei Gruppen geteilt. Eine der Gruppen bekamen Vitamin K2. Am Ende war das Ergebnis klar und sehr deutlich: Weniger als 10% der Probanden, die Vitamin K2 bekommen hatten, erkrankten später an Leberkrebs. Aus der Kontrollgruppe, die kein Vitamin K bekommen hatten, erkrankten hingegen 47% an Leberkrebs.

Eine deutsche Studie, die im Jahr 2010 im *American Journal of Clinical Nutrition* veröffentlicht wurde, zeigt ein ähnliches Ergebnis. Vitamin K2 verringert das Krebsrisiko (Prostata, Lungen) und verhindert Todesfälle durch den Krebs.

Diese Studien sind nur Hinweise, aber keine Beweise, dass Vitamin K wirklich Krebs vorbeugt. Aber da Vitamine auch in gesunden Lebensmitteln vorkommen, schadet es nicht, sie über die Ernährung zu sich zu nehmen.

B 5. Anti-Krebs-Mineralstoffe

- **Selen**

Laut mehrerer Studien könnte Selen bei der Prävention von verschiedenen Krebsarten wie Prostata-, Lungen-, Blasen-, und Darmkrebs helfen. Dieses Spurenelement ist eines der stärksten natürlichen Antioxidantien, zusammen mit den Vitaminen C und E und den Carotinoiden.

Man findet es zum Beispiel in Kabeljau, Thunfisch, Seeteufel, Hering oder Austern.

- **Eisen, Mangan**

Hat man Eisen und Mangan in sehr geringen Mengen im Körper, tragen sie dazu bei, dass freie Radikale, die dem Körper schaden und das Krebsrisiko erhöhen, eliminiert werden. Dazu fördert Mangan auch die Produktion von Vitamin E, einem starken Antioxidans.

B 6. Essentielle Fettsäuren und Öle gegen Brustkrebs?

Essentielle Fettsäuren kann unser Körper nicht selbst herstellen, deswegen müssen sie über die Nahrung aufgenommen werden. Es kann es zu einer schwerwiegenden Mangelernährung kommen, wenn dem Körper nicht genügend essentielle Fettsäuren zugeführt werden. Diese langkettigen, mehrfach ungesättigten Fettsäuren sind für unseren Körper lebensnotwendig.

Ein Mangel an essentiellen Fettsäuren kann dem Körper schaden und viele Krankheiten hervorrufen. Der

Mangel kann auch zu chronischen Krankheiten und Infektionen führen, zu Migräne und Depression, zu Störungen des Hormonhaushaltes, zu Hautveränderungen und Haarausfällen.

Essentielle Fettsäuren sorgen dafür, dass Transportvorgänge, wie die des Sauerstoffes, und andere Funktionen in den Zellmembranen ausgeführt werden können. Sie tragen somit zum Aufbau und Unterhalt der Zellwände bei.

Naturmediziner in Kamerun empfehlen diese Fettsäuren, um chronischen Krankheiten, besonders Brust-, Darm- und Prostatakrebs, vorzubeugen. Das Öl wird mit einigen anderen Stoffen (u.a. Ingwer) gemischt und die Frauen sollen ihre Brüste damit massieren oder/und jeden Morgen und Abend einen Löffel davon trinken. Das soll sogar bereits entstandenen Krebs verdrängen. Auch viele wissenschaftliche Studien lassen erkennen, dass es einen Zusammenhang geben könnte zwischen bestimmten Krebsarten und mangelnden Pflanzenölen. Diese Öle versorgen die Brust mit wichtigen Nähstoffen und genug Sauerstoff und fangen freie Radikale. So tragen sie dazu bei, dass gar kein Zellschaden entsteht und wenn doch, dass dieser schnell wieder repariert oder die Zelle reaktiviert wird.

So oder so, auch ohne 100%ige wissenschaftliche Beweise, schadet es nicht, ein bisschen gutes Öl bei der Ernährung zu verzehren. Es kann nur helfen.

Essentielle Fettsäuren bestehen ausschließlich aus der zweifach ungesättigte Linolsäure und der dreifach ungesättigten alpha-Linolensäure. Diese befinden sich fast nur in pflanzlichen Nahrungsmitteln und Pflanzenölen (Leinöl, Kokosöl, Erdnussöl, Palmöl, Distelöl, Sojaöl, Sonnenblumenöl, Walnussöl, Weizenkeimöl).

Die Verwendung von Ölen als Heilmittel wird in Afrika seit Tausenden von Jahren praktiziert.

B 7. Welche Lebensmittel gegen welchen Krebs?

Gibt es je nach Krebs eine ganz besondere Art sich zu ernähren? Bestimmte Lebensmittel, die nur bestimmte Krebsarten bekämpfen?

Wenn ich die Literatur durchlese, wissenschaftliche Studien und Naturlehren studiere, finde ich, dass es aus der Ernährungssicht keinen großen Unterschied macht, welcher Krebs vorliegt. Zwar wird bei manchen Krebsarten dies oder das mehr betont als bei anderen, aber am Ende sollte man im Sinne dieses Buches alles ganzheitlich sehen. Ich würde aus ganzheitlicher Sicht nicht besonders trennen. Es mag sein, dass es bei Medikamenten und Heilpflanzen anders ist, aber die Basis von Heilung durch die Ernährung ist gleich für alle Krebsarten. Klar, dass bei Brustkrebs mehr essentielle Fettsäuren gefragt sind als bei anderen Krebserkrankungen. Aber diese Fettsäuren helfen immer und schaden nie, auch wenn man keinen Brustkrebs hat. Wer sich allgemein gesund ernährt, gute und vor allem geeignete Lebensmittel zu sich nimmt und sportlichen Aktivitäten nachgeht, senkt das Risiko an Krebs – egal welcher Art – zu erkranken. Wer schon erkrankt ist, hilft sich ganz allgemein, wenn er seine Ernährung grundsätzlich ändert mit den Tipps, die in diesem Buch enthalten sind, um die Krebsausbreitung zu verlangsamen oder vielleicht den Krebs gar zu verdrängen.

B 8. Afrikanisch-inspirierte Kochrezepte für eine Woche: Essen, das heilt

Bei den folgenden afrikanisch-inspirierten Kochrezepten handelt es sich um spezifisch kamerunische Rezepte, die ich persönlich kenne und oft koche.

Grundsätzlich gehören zur kamerunischen Küche viele Kräuter und Gewürze: Ingwer, Knoblauch, Zwiebel, Chili Schoten sollten nicht fehlen. Dazu kommen je nach Sauce Basilikum, Petersilie, Lauch und mehr. Wie du gleich sehen wirst, enthält die kamerunische Küche zu über 90% nur gesunde Lebensmittel, die auch für ihre Heilkräfte bekannt sind.

Eine abwechslungsreiche und ausgewogene Ernährung zu haben ist wichtig. Meine Kochrezepte, mit ihrer Kombination von unterschiedlichen Lebensmitteln, die eine antikanzerogene Wirkung haben, zielen auf unterschiedliche Prozesse, die mit Tumorbekämpfung assoziiert werden, um damit ihre Wirksamkeit gegen den Krebs zu erhöhen. Die gemeinsame Aktion ist immer stärker als eine isolierte Aktion.

In diesem gesamten Ernährungskonzept sind auch Ausnahmen mit „nicht so gesunden Lebensmitteln" erlaubt, denn sie nehmen keine Bedeutung mehr an. So darfst du auch gesund „sündigen", ohne dir zu schaden. Sehr strikte und harte Ernährungsumstellung kann auch schaden, besonders seelisch, was wiederum einen Einfluss auf deine Gesundheit hat. Wenn man weiß, dass die Psyche auch eine große Rolle beim Krebs spielt, kann man verstehen, warum man zwar gesund essen sollte, aber auch das Essen genießen muss.

Alle folgenden Gerichte, von Montag bis Sonntag, können auch ohne Fleisch und Fisch zubereitet werden. In meinem ausführlichen Handbuch über Krebs und seine Bekämpfung findest du ein extra Kapitel mit einigen kamerunischen Mahlzeiten, die rein vegetarisch und vegan sind, denn der normale Kameruner isst alles: Er ist Fleischesser, Vegetarier und Veganer gleichzeitig. Nach dem Motto: Der Mensch ist eins, der Mensch ist ganzheitlich.

Wie du sehen wirst, ist die tägliche Ernährung eines durchschnittlichen Kameruners kraft- und energievoll, entgegen der westlichen Annahme, wie man sich ernähren sollte und die Kameruner sind muskulöser, stärker und fettfreier. Die Menschen in Kamerun essen durchschnittlich zweimal am Tag warm und abends ist immer die Familienzeit, zu der man gemeinsam isst.

Meine afrikanischen Rezepte sind afrikanisch. In Kamerun habe ich noch nie jemanden kochen sehen wie in einem westlichen Kochbuch, mit genauen Mengenangaben. So ist es auch am besten, finde ich, denn kochen ist wie Kunst. Du machst es mit Gefühl. Das bedeutet, du bist selbst gefragt, du bist im Zentrum des Geschehens und kannst somit deine Ideen mit hineinmischen. Wie viel Salz nimmst du, wie scharf soll dein Essen sein? Welche Menge Öl brauchst du? Das entscheidest du selbst. Hier gebe ich dir nur einen Rahmen und den Rest machst du selbst. Nimm von Zwiebel, Ingwer, Knoblauch und anderen Kräutern immer große Mengen. Sie sind, wie gesagt, hervorragende Heilmittel. Für deine heilsamen Gerichte solltest du mindesten 150g Zwiebeln, 100g Ingwer und 5 große Zehen Knoblauch verwenden.

Alle afrikanischen Mahlzeiten kann man auch vegetarisch oder vegan kochen. Dafür einfach Fisch oder Fleisch beiseitelassen. Alle anderen Zutaten sind voll vegetarisch und vegan.

Montag:
Spinat, gebraten mit Lachs und Nudeln (oder auch gebratener Kochbanane)

Zutaten:

- Frischer oder gefrorener Blattspinat oder junger Spinat, gehackt. Achtung: kein gewürzter Spinat oder Spinat mit Sahne

- Ingwer, Zwiebel, Knoblauch, Chili Schoten (Habaneros), Lauchzwiebel, Lauch, Petersilie, Basilikum, 1 Tomate

- Lachfilet mit Haut

- Reife, süße Kochbanane oder Nudeln

- Öl, Salz, Bio-Gemüsebrühe

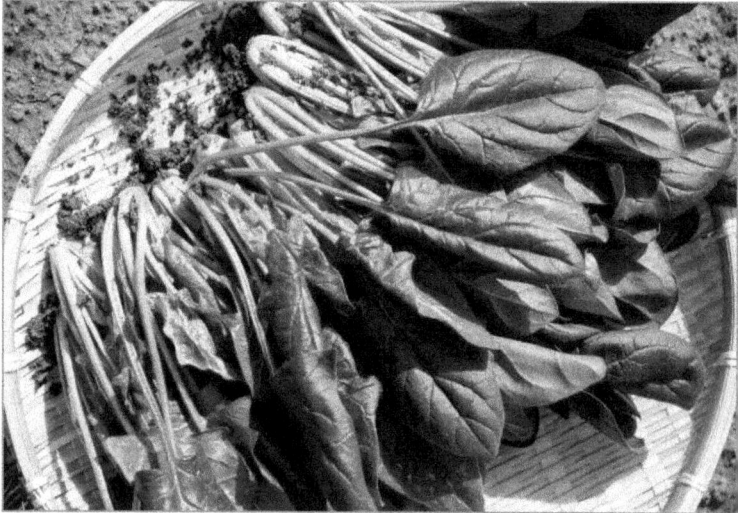

Zubereitung:

1. Spinat waschen und abtropfen lassen (du kannst ihn auch gern klein schneiden). Gefrorenen Spinat kann man direkt benutzen oder auftauen lassen

2. Lachs mit ein bisschen Salz und Pfeffer würzen

3. Öl in eine Pfanne geben und erhitzen. Die Hitze muss nicht stark sein, weniger als die mittlere Stufe. Dann Lachs hineinlegen, beide Seite kurz anbraten, Herd ausmachen und dann einigen Minuten im Öl stehenlassen, dann herausnehmen.

4. Zwiebeln schneiden und zusammen mit Ingwer und Brühepulver in die vorgeheizte Pfanne mit dem Öl des gebratenen Lachs geben.

5. Wenn die Zwiebeln ein bisschen braun geworden sind, Spinat dazu mischen und dabei ständig umrühren. Und nun einigen Minuten köcheln lassen ohne Wasser zuzugeben.

6. Die frische Tomate, die Chilischote, die Lauchzwiebeln, die Petersilie und den Knoblauch dazugeben, noch weiter braten und ein bisschen salzen.

7. Danach das Basilikum klein schneiden und hineingeben, sofort den Herd ausmachen, Lachs in die Pfanne legen, und diese mit Deckel auf der Herdplatte stehen lassen.

8. Die Nudeln kochen und mit dem leckeren Gemüsen-Lachs essen.

Will man es ohne Weizen noch gesünder haben, dann statt der Nudeln Kochbanane braten oder wie Kartoffeln in Wasser kochen.

Kochbanane braten

Geeignete Kochbananen sind solche, die schon gelb geworden sind. Sie sind dann süß und können, wenn sie sehr gelb sind, sogar wie normale Banane gegessen werden. Aber sie schmecken total anders als Banane, auch wenn sie ähnlich aussehen.

Die gelbe, süße Kochbanane mit einem Messer schälen. Die Frucht dann in Scheiben von ca. 0,5 cm schneiden oder die Frucht in der Länge halbieren und dann in Stücken von ca. 5 cm schneiden, leicht salzen, wenn man will.

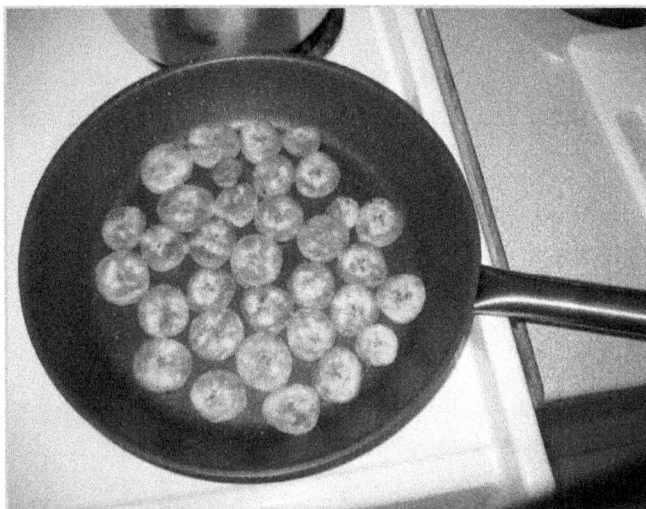

Genug Öl in die Pfanne geben und wenn es heiß ist (mittel, es muss nicht sehr heiß sein), die Kochbananen hineinwerfen und immer die Seiten wechseln bist sie braun sind, dann sind sie fertig. Nimm sie heraus und iss sie so oder mit dem Gemüse oder mit Avocados oder anderen Saucen.

Du kannst, wenn du willst, auch ungesüßte Kochbananen, die grünen, nehmen.

Kochbanane kochen

Grüne Kochbananen schmecken danach wie Kartoffeln. Gelbe Kochbananen schmecken süß.

Die Kochbananen einfach schälen, in zwei oder drei Stücke teilen, oder auch die ganze Banane nehmen, in einen Topf mit Salzwasser geben und ca. 25 Minuten kochen.

Für eine Person reichen zwei Kochbananen.

Dienstag:

Kürbiskern-Sauce mit Fisch/Rind und Yamswurzel

Zutaten:

- Trockene Kürbiskerne aus Afrika: sie sind weiß (nicht die dunkle Sorte, die man in Supermarkt findet. In Afroshops sind diese speziellen, nährstoffreiche, Kerne zu bekommen, auch in gemahlener Form.)

- Ingwer, Zwiebel, Knoblauch, Chili Schoten (Habaneros), 2 frische Tomaten

- Ein Fisch deiner Wahl oder auch Rindfleisch

- Yams, ca. 350g für eine Person

- Öl, Salz, Bio-Gemüsebrühe

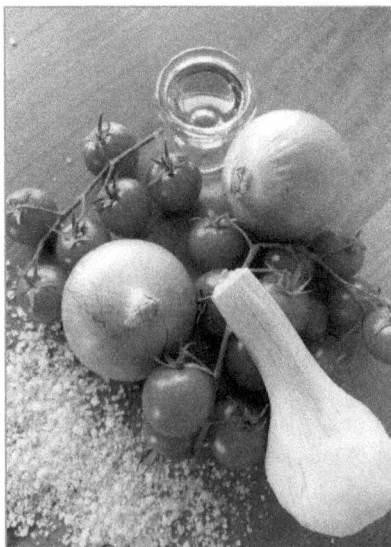

Zubereitung:

1. Kürbiskerne in einer Küchenmaschine zermahlen bis sie zu einer Paste werden. Du kannst auch direkt die fertige Paste in Afro-Shops kaufen

2. Fisch mit ein bisschen Salz und Pfeffer würzen oder das Fleisch in kleinere Stücke schneiden, so groß, wie man möchte

3. Öl in einen Topf gießen und erhitzen. Die Hitze muss nicht stark sein, weniger als die mittlere Stufe. Dann den Fisch darin braten und wieder herausnehmen. Man muss den Fisch aber nicht braten, man kann ihn auch einfach gegen Ende in die fertige Sauce legen und ca. 5-10 Minuten bei niedriger Temperatur mit garen.

   Falls man lieber mit Fleisch möchte, ist der Punkt 3 hinfällig. Du gehst direkt zu Punkt 4.

4. Zwiebeln schneiden und zusammen mit Ingwer und Knoblauch in die vorgeheizte Pfanne mit dem Öl des gebratenen Fischs werfen.

   Falls du mit Rindfleisch kochen willst, erst Rind-fleisch in Öl kurz anbraten, dann Zwiebeln, Knoblauch, Ingwer dazugeben und salzen

5. Wenn die Zwiebeln ein bisschen braun geworden sind, pürierten Tomaten mit frischem Chili hineingeben und ständig rühren, dann Wasser

zugießen, den Topf schließen und ca. 20 Minuten kochen lassen.

6. Danach die fein gemahlenen Kürbiskerne dazugeben, die Hitze reduzieren und noch 25 Minuten kochen, bis das Wasser ein bisschen verdampf ist und das Fleisch zart geworden ist. Du kannst auch wieder Wasser nachgießen und noch weiter kochen, falls das Fleisch noch mehr Zeit braucht. Wenn du willst, gib Brühe dazu.

7. Wenn das Fleisch für dich okay ist, warte noch ein bisschen, bis das Wasser verdampft und du langsam Öl siehst. Die Sauce ist dann ganz weiß. Das Wasser über der weißen Paste sollte nicht höher als 2 cm sein. Deine Sauce ist fertig.

8. Vorher, nachher oder während die Sauce kocht Yams kochen. Yams wie Kartoffeln schälen. In ca. 3-4 Stücke schneiden und wie Kartoffel einfach in Salzwasser ca. 15-20 Min. kochen. Wasser abgießen und fertig. Sauce dazu und genießen.

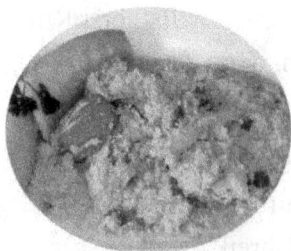

Kürbiskern-Sauce mit Kochbanane

Mittwoch:
Grünkohl mit ungerösteten Mandeln (Erdnüssen) und Kochbananen. Nationalgereicht in Kamerun

Zutaten:

- Mandeln oder frische, getrocknete, ungeröstete Erdnüsse aus Afro-Shops. Man kann auch direkt die fein gemahlenen Mandeln benutzen

- Gefrorenen Grünkohl, aufgetaut

- Ingwer, Zwiebeln, Knoblauch, Chilischoten (Habaneros), 3 frische Tomaten, Lauch, Lauchzwiebeln, Petersilie

- Ein Fisch deiner Wahl oder auch Rindfleisch (heute darfst du auch gerne Schweinefleisch benutzen)

- Gelbe Kochbananen: 2 Stück pro Person

- Öl, Salz, Bio- Gemüsebrühe

Zubereitung:

1. Mandeln oder Erdnüsse in Wasser kochen, ca. 30 Minuten. Die braune Haut entfernen und dann die weißen Kerne (oder auch direkt die vorgemahlenen Mandeln) mit Wasser in einer Küchenmaschinen zu einer Pasten fein pürieren.

2. Grünkohl kurz kochen und Wasser herauspressen.

3. Fisch mit ein bisschen Salz und Pfeffer würzen oder das Fleisch in kleinere Stücke schneiden, so groß, wie man möchte.

4. Öl in einen Topf gießen und erhitzen. Die Hitze muss nicht stark sein, weniger als die mittlere Stufe. Dann den Fisch darin braten und wieder herausnehmen. Man muss den Fisch aber nicht braten, man kann ihn auch einfach gegen Ende in die fertige Sauce legen und ca. 5-10 Minuten bei niedriger Temperatur mit garen.

Falls man lieber mit Fleisch kochen will, dann ist der Punkt 4 hinfällig. Du gehst direkt zu Punkt 5.

5. Zwiebeln schneiden und zusammen mit Ingwer und Knoblauch in die vorgeheizte Pfanne mit dem Öl des gebratenen Fischs geben.

Falls du mit Rindfleisch kochen wolltest, erst Rindfleisch in Öl kurz anbraten, dann Zwiebeln, Knoblauch, Ingwer dazugeben und salzen

Hier machen viele Kameruner es auch anders. Sie pürieren alle Zutaten – Zwiebeln, Chili, Gewürze, Kräuter und frische Tomaten – zusammen, außer Petersilie, Lauch und Lauchzwiebel. Das ist gesünder und die Nährstoffe werden gut vom Körper aufgenommen.

6. Wenn die Zwiebeln leicht braun geworden sind, die pürierte Mischungen (oder alle geschnittenen Kräuter und Gewürze inkl. frische Chili) dazugeben, einige Minuten ständig rühren, dann Wasser zugießen, den Topf schließen und ca. 30 Minuten kochen lassen.

7. Danach die feine gemahlene Paste, Lauchzwiebeln, Lauch und Petersilie dazu, ein bisschen Wasser, Hitze reduzieren und noch 25 Minuten kochen, bis das Wasser ein bisschen verdampf ist und das Fleisch zart geworden ist. Du kannst auch wieder Wasser nachgießen und noch weiter kochen, falls das Fleisch noch mehr Zeit braucht. Wenn du willst, dann gib Brühe dazu.

8. Wenn das Fleisch für dich okay ist, den Grünkohl zu der weißen Mischung im Topf geben und ständig umrühren. Warte noch ein bisschen, bis das Wasser verdampft ist und du langsam Öl siehst. Die leckere Grünkohl Sauce ist weiß-grün. Deine Sauce ist fertig.

Vorher, nachher oder während die Sauce kocht Kochbanane kochen.

Grüne Kochbananen schmecken danach wie Kartoffeln. Gelbe Kochbananen schmecken süß.

Die Kochbananen einfach schälen, in zwei oder drei Stücke teilen, oder auch die ganze Banane nehmen, in einen Topf mit Salzwasser geben und ca. 25 Minuten kochen.

Für eine Person reichen zwei Kochbananen.

Auch gebratene Kochbananen passen hervorragend dazu, gerne auch Kartoffeln, Reis, usw. – wie man will.

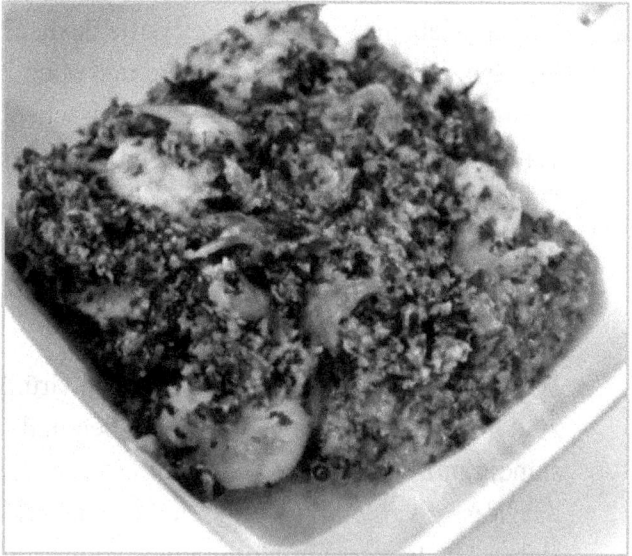

Donnerstag:
Djansang in Tomaten, Hähnchen und Maniok

Zutaten:

- Djansang-Kerne: sind in Afro-Shops zu bekommen

- Ingwer, Zwiebeln, Knoblauch, Chili Schoten (Habaneros), 4 frische Tomaten, Lauch, Lauchzwiebeln, Petersilie

- Hähnchenfleisch (ob Keule, Filet, Flügel usw. entscheidest du)

- Maniok, ca. 400 g pro Person

- Öl, Salz, Bio-Gemüsebrühe

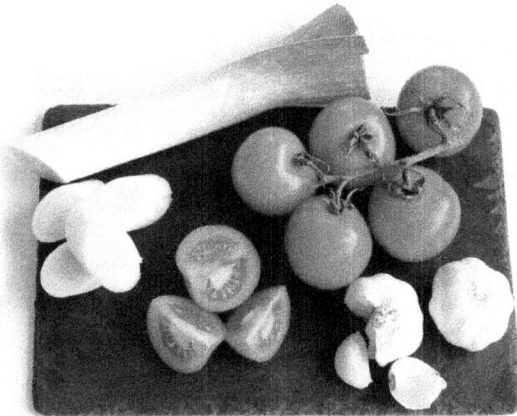

Zubereitung:

1. Djansang-Kerne mahlen. Pro Person ca.10-20 Stück.

2. Hähnchen nach deinen Wünschen würzen

3. Öl in einen Topf gießen und erhitzen. Dann Hähnchen kurz braten – ca. 10 Minuten. (Man muss das Hähnchen aber nicht braten, man kann es einfach später zur Sauce tun und mitkochen.)

4. Zwiebeln schneiden und in den Topf, in dem das Hähnchen gebraten wird, geben.

5. Wenn die Zwiebeln ein leicht braun geworden sind, alle klein geschnittenen Kräuter und Gewürze inkl. frische Chili untermischen, einige Minuten ständig rühren und dann die klein geschnittenen Tomaten dazugeben. Den Topf schließen und einige Minuten kochen.

6. Danach die fein gemahlenen Djansang-Kerne hinzugeben und ca. 5 Minuten köcheln lassen. Mit Brühe verfeinern. Die leckere, einfache und gesunde Sauce ist fertig.

7. Vorher, nachher oder während die Sauce kocht Maniok kochen. Einfach Maniok wie Kartoffeln schälen, in zwei oder drei Stücke teilen, in einem Topf mit Salzwasser kochen, bis er weiß ist, ca. 20-30 Minuten.

Auch Reis, Nudeln, Kartoffeln, Kochbananen und viel mehr passen dazu.

Freitag:

Eintopf Macabo mit Palmöl und getrocknetem Fisch

Zutaten:

- Macabo-Wurzel, erhältlich in Afro-Shops (oder Yamswurzel oder Kochbanane (grün) als Ersatz)

- Ingwer, Zwiebeln, Knoblauch, Chilischoten (Habaneros)

- Getrockneter und geräucherter Fisch wie Makrele, Forelle, Lachs

- Palmöl, Salz

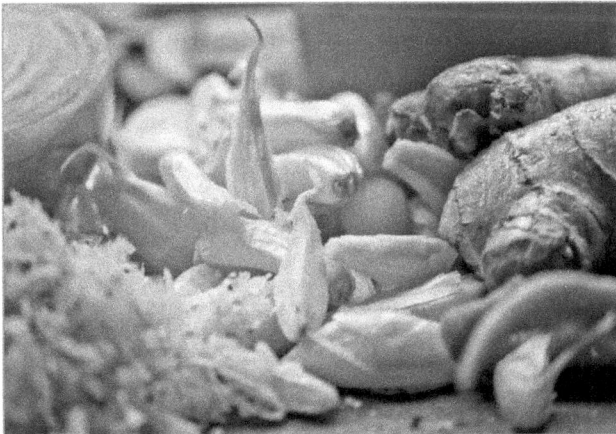

Zubereitung:

1. Macabo schälen, ca. 400 g pro Person, in große Stücke schneiden, so groß wie eine durchschnittliche Kartoffel.

2. Die Stücke in einen Topf geben. Alle pürierten Zutaten dazu (oder die klein geschnittenen Zutaten dazu), genug Öl und Wasser, salzen und alles zusammen kochen. Wasser immer nachgießen, falls nötig, bis das Macabo durch ist wie eine Kartoffel (ca. 30-45 Minuten).

Kurz vor dem Ende den geräucherten Fisch hinzugeben und Feuer ausmachen. Topf noch ca. 15 Minuten geschlossen lassen. Wasser verdampfen lassen. Manche mögen viel Flüssigkeit darin haben, andere lassen das Wasser so lange verdampfen, dass man nur noch Öl sieht, mit ein bisschen Wasser. Wie man mag.

*** Geräucherten Fisch aus Afrika von Anfang an mitkochen. Denn bei dieser Methode werden die Fische sehr trocken geräuchert.

Samstag:

Kochbananen-Brei mit Kidneybohnen und Palmöl

Zutaten:

- Frische gelbe, süße Kochbananen, 2-3 Stück pro Person.

- Kidneybohnen in Dosen (besser wären trockene Rote Bohnen, die man vorher in Wasser einweicht und dann kocht. Das ist gesünder)

- Chili

- Öl, Salz

Zubereitung:

1. Kochbananen gut waschen, quer halbieren und samt Schale in einem Topf mit Wasser kochen. Wenn der Topf groß genug ist, die Kochbananen als ganze lassen und so kochen.

2. Nach ca. 25-30 Minuten die Kidneybohnen hinzugeben und kurz darauf den Herd abstellen.

3. Wasser abgießen und die Kochbananen von den Bohnen trennen.

4. Kochbananen aus der Schale befreien und noch warm zerstampfen. In einem Mörser, wenn man einen hat, sonst geht es auch gut in einem

normalen Topf. Man kann auch alles in einem Mixer pürieren.

Palmöl und zerkleinerte Chilischoten dazugeben und weiter zerstampfen. Danach kommen die Bohnen dazu. Mit einem Holzlöffel umrühren, bis alles vermischt ist. Salzen. Das sehr leckere und gesunde Essen ohne jeglichen tierischen Zusatz ist fertig.

Achtung: Es ist so lecker, dass man nicht mehr aufhören will.

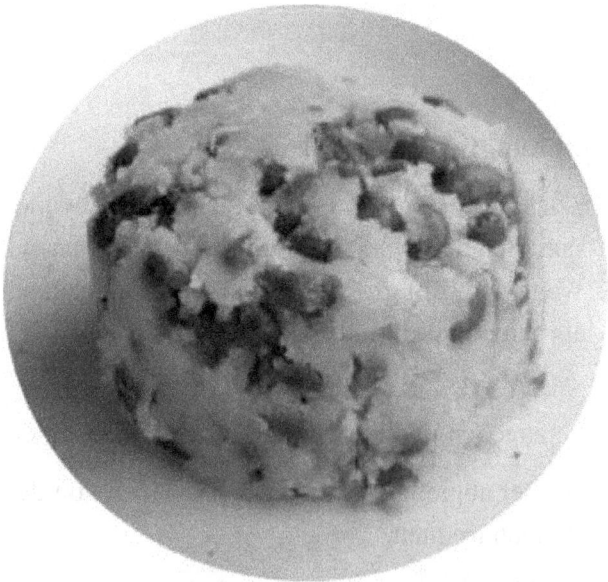

Sonntag:

Okrasauce mit Fufu aus Maniok oder Klößen

Zutaten:

- Frische grüne Okra aus Afro-oder Asia-Shops. Pro Person 250g

- Ingwer, Zwiebeln, Knoblauch, Chilischoten (Habaneros), Lauchzwiebeln, Lauch

- Lachs oder Fleisch

- Maniok frisch, oder Maniokmehl

- Öl, Salz, Bio- Gemüsebrühe

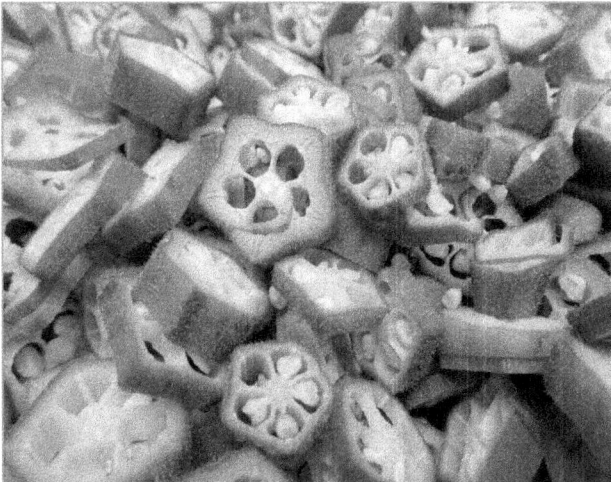

Zubereitung:

1. Frische Okra werden klein geschnitten und mit einem Mixer leicht püriert. So schmecken sie mir am besten. Ich püriere nur kurz, so dass sie wie sehr stark zerkleinerte Okra aussehen. Manche aber pürieren sie bis sie schleimig werden. Jeder, wie er mag.

2. Fisch mit ein bisschen Salz und Pfeffer würzen oder das Fleisch oder auch Hähnchen in kleinere Stücke schneiden, so groß, wie man möchte.

3. Öl in einen Topf gießen und erhitzen. Die Hitze muss nicht stark sein, weniger als die mittlere Stufe. Dann Fisch hineinlegen, braten und wieder herausnehmen. Man muss den Fisch aber nicht braten, man kann ihn auch einfach gegen Ende in die fertige Sauce legen und ca. 5-10 Minuten bei niedriger Temperatur mit garen.

   Falls man lieber mit Fleisch möchte, ist der Punkt 3 hinfällig. Du gehst direkt zu Punkt 4.

4. Zwiebeln schneiden und zusammen mit Ingwer Knoblauch und den anderen Zutaten und Brühepulver in den vorgeheizten Topf mit dem Öl des gebratenen Fischs geben.

   Falls du mit Rindfleisch kochen willst, erst Rindfleisch in Öl kurz braten, dann Zwiebeln, Knoblauch, Ingwer dazugeben und salzen.

5. Wenn die Zwiebeln leicht braun geworden sind, pürierte Tomaten (ich nehme gerne klein geschnittene Tomaten) mit frischem Chili dazugeben, ständig rühren und dann mit ein wenig Wasser ca. 20 Minuten kochen. (wenn man Rindfleisch benutzt, eventuell mehr Wasser nehmen und länger kochen oder vorher das Fleisch separat kochen. Dann geht es schneller). Bevor die Okra dazu kommt, sollte es nicht mehr viel Wasser sein.

6. Nach 20 Minuten die zerkleinerte Okra dazugeben und den Topf zugedeckt lassen. Nach ca. 5 Minuten den Deckel wegnehmen und die Sauce unter ständigem Umrühren noch ca. 15 Minuten bei milder Temperatur kochen, bis das Wasser nur noch leicht über der Okra zu sehen ist. Abschmecken mit Salz und Herd ausmachen.

7. Fufu

Aus frischem Maniok: Maniok in Stücke schneiden, etwa 20 Minuten kochen und in einem Mörser zerstampfen oder mit dem Mixer pürieren, bis eine zähe Masse entsteht. Danach mit der Hand die Masse in kleine Portionen, wie ein Tennisball, formen. Sie sehen dann aus wie dickere Knödel. Sie sind fertig. Zu der Sauce essen.

Aus Maniok-Mehl: Maniok-Mehl sieht aus wie Kartoffelmehl und wird ein bisschen wie Grießbrei oder Milchreis zubereitet. Wasser in einem Topf kochen. Das gekochte Wasser teilen. Einen Teil in einen anderen Behälter geben. Zu dem Wasser im Topf im Verhältnis 2:1 (zwei Tassen Wasser und eine Tasse Maniok-Mehl) das Mehl langsam dazu geben und ständig mit einem Holz-kochlöffel rühren. Die Hitze muss, nachdem das Wasser gekocht hatte, ganz mild sein, damit es nicht anbrennt. Immer ein bisschen Wasser dazu-geben und weiterrühren bis eine feste, zähe Masse entsteht, die nicht mehr nach Mehl riecht. Dann kleine Klöße formen und es ist fertig. Zu der Sauce essen.

Man kann auch normale deutsche Knödel zu der Sauce essen. Es schmeckt sehr lecker.

Man kann auch mit Kartoffeln weiter experimen-tieren.

Gebratener Grünkohl

Man kann Grünkohl genauso braten, wie den Spinat aus dem Montagsrezept. Es schmeckt sehr gut zu al-lem.

Vorher Grünkohl kochen und entwässern (ausdrü-cken).

Suppen

- Kürbissuppe mit Süßkartoffeln und Karotten, Kurkuma (pur), Pfeffer, Öl, Ingwer, Salz, grüner Tee, Chili (Habaneros)

  Die typische Antikrebs-Dosis von Kurkuma beträgt ca. 3 g eines guten Kurkuma-Extrakts, die man drei- bis viermal täglich einnimmt. Das Problem ist, dass Kurkuma nicht so einfach und gut vom Körper aufgenommen wird. Um dieses Problem zu umgehen, sollte man Kurkuma-Pulver mischen und mixen und Pfeffer dazugeben.

- Mango-Suppe mit Süßkartoffeln, Ingwer, Knoblauch, Zwiebeln, Salz, Chili (Habaneros), Öl

- Okra, Yams, viel Ingwer, Kurkuma, viel Knoblauch, viele Zwiebeln, Kokosöl, Pfeffer, Salz, Chili (Habaneros), wenn man möchte Lachs

- Erdnuss-Suppe: Olivenöl, Chili (Habaneros), Erdnussbutter mit kleinen Stücken, Gemüsebrühe, große Zwiebeln, gehackte Knoblauchzehen, schwarzer Pfeffer

- Von Dr Béliveau: Knoblauch, Rosenkohl, Rote-Bete, Cranberries, Green Onion, Broccoli, Spinat, grüne Bohnen, Grapefruit (100 g), Gelbwurz in Leinöl (2 TL Kurkuma mit 10 ml Leinöl gemischt), 6 Tassen grüner Tee (2 g grüne Teeblätter auf 6 Tassen Wasser), schwarzer Pfeffer (2 Teelöffel)

Makossa hot rotic, die magische scharfe Sauce mit Ingwer, Knoblauch, Zwiebel und mehr

So lecker hat dir noch keine Sauce geschmeckt. Einmal essen und süchtig werden. Stärkt den Körper gegen viele Beschwerden und hilft beim Abnehmen.

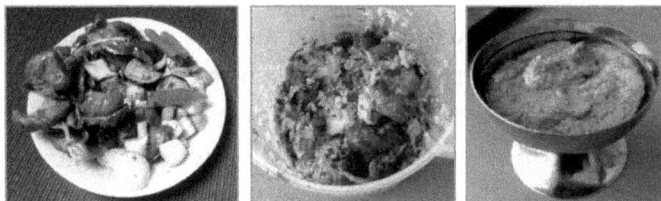

Dies ist eine wunderscharfe Sauce, die ursprüngliche als Potenzsteigerungssauce gedacht war, die aber auch sehr gut beim Abnehmen hilft. Die Sauce ist eine Mischung aus ausgewählten potenzsteigernden Kräutern. Natürlich, ohne Chemie, ohne Konservierungsstoffe und Geschmacksverstärker! Regt an, macht Lust auf Sex, fördert die Durchblutung, der Körper wird wärmer und erregter. Nicht nur hilfreich bei Potenzschwäche, sondern außerdem eine echte Delikatesse zu Fleisch, Fisch, Käse, Weißbrot, Reis, Nudeln etc. Regelmäßig gegessen wirst du ein dauerhaftes Ergebnis und allgemeines Wohlbefinden verspüren. Diese Sauce sollte nicht mehr auf deiner Speisekarte fehlen! Wirksam bei Männern wie Frauen!

Die Zutaten sind: frischer Ingwer (am besten Bio-Qualität und möglichst frisch und saftig, nicht faserig), Zwiebeln, Knoblauch, frische gelbe, rote oder grüne Habanero-Chilis (sehr sehr scharf, also Vorsicht bei der Zubereitung! Gibt es im Asia- oder Afro-Shop, manchmal auch in gut sortierten Supermärkten mit Feinkostabteilung), Lauchzwiebeln, viel frisches Basilikum, scharfes Chilipulver, frischer Bärlauch (wenn vorhanden), frische Petersilie, getrockneter Liebstöckel (im Gewürzhandel erhältlich, manchmal auch in Teeläden), Salz, Brühepulver, Öl (ich benutze ganz normales Pflanzenöl, man kann auch Olivenöl benutzen, wenn es einem schmeckt).

Natürlich ohne Chemie, ohne Konservierungsstoffe und Geschmacksverstärker! Regt an, macht Lust auf Sex, fördert die Durchblutung, der Körper wird wärmer und erregter. Nicht nur hilfreich bei Potenzstörungen, die Sauce wirkt antibiotisch und sehr gut zur Bekämpfung oder zur Prävention von Krebs, sondern außerdem eine echte Delikatesse zu Fleisch, Fisch, Käse, Weißbrot, Reis, Nudeln etc. Regelmäßig gegessen wirst du ein dauerhaftes Ergebnis und ein allgemeines Wohlbefinden verspüren. Diese Sauce sollte nicht mehr auf deiner Speisekarte fehlen! Wirksam bei Männern wie Frauen!

Zutaten: ca. 30% frischer Ingwer (am besten Bio-Qualität und möglichst frisch und saftig, nicht faserig), ca. 25% Zwiebeln, Knoblauch, frische gelbe, rote oder grüne Habanero-Chilis (sehr, sehr scharf, also Vorsicht bei der Zubereitung! Gibt es im Asia- oder Afro-Shop, manchmal auch in gut sortierten Supermärkten mit Feinkostabteilung), Lauchzwiebeln, viel frisches Basilikum, scharfes Chilipulver, frischer Bärlauch (wenn vorhanden), frische Petersilie, getrockneter Liebstöckel (im Gewürzhandel erhältlich, manchmal auch in Teeläden), Salz, Bio-Brühepulver, Öl (ich benutze ganz normales Pflanzenöl, man kann auch Olivenöl benutzen, wenn es einem schmeckt)

Zubereitung:

Liebstöckel kurz in Wasser aufkochen und ca. 1-2 Stunden stehen lassen. Kräuter und Gewürze klein schneiden (wichtig: Ingwer nicht schälen!) und zusammen mit dem abgegossenen Liebstöckelsud zu einer Paste pürieren. In einem Schraubglas mit viel Öl gründlich vermischen; zum Schluss noch so viel Öl dazugeben, dass die Paste vollständig von einer 1-2cm hohen Ölschicht bedeckt ist (wichtig für die Haltbarkeit). Kann mehrere Wochen im Kühlschrank aufbewahrt werden.

Achtung: Ihr Körper muss sich wahrscheinlich an die Schärfe erst mal gewöhnen, deshalb entweder den Schärfegrad langsam steigern oder nur kleine Mengen der Sauce auf einmal verzehren – sonst kann es unter Umständen zu Magen-Darm-Problemen kommen.

Tipp: Diese Sauce eignet sich auch als Dip für alles und kann mit Brot, Fleisch, Käse usw. gegessen werden.

Bei solchen natürlichen Mitteln kann man keine allgemeingültige Dosierungsempfehlung geben, hier muss jeder seine individuelle Dosierung finden. Grundsätzlich hängt die Wirkung natürlich auch immer mit der eingenommenen Menge zusammen, d.h. viel hilft viel (aber wie gesagt: Schärfegrad langsam steigern!).

Hast du Fragen bei der Zubereitung? Dann schreib mir einfach und ich helfe dir mit tollen Tipps.

Über den Autor

Anders sein, anders sehen, anders handeln, damit etwas Erfrischendes herein kommt.

Mein Name ist Dantse Dantse, ich bin gebürtiger Kameruner und Vater von fünf Kindern, die zum Teil schon studieren. Meine Hobbys sind schreiben, joggen, träumen und Gott und alles, was er gemacht hat, bewundern und lieben.

Als ältester Sohn einer afrikanischen „Truppe" von 8 Kindern meiner Mutter und als Drittältester Sohn und siebtes aller Kinder meines verstorbenen Vaters, der insgesamt 25 Kinder mit drei amtlich verheirateten Frauen hatte, war mein Leben immer ein spannender Film, seit ich ein Kind war. Alle Kinder und alle Frauen wohnten zusammen in einer Anlage, die Kinder in einem Haus und der Vater und seine Frauen in einem separaten Haus. Wir aßen alle zusammen, spielten zusammen. Eine Frau kochte für alle Kinder. Wir Kinder haben immer eine Ansprechpartnerin gehabt, denn jede einzelne Frau war unsere Mutter. Wenn die eigene Mutter verreist war, kümmerte sich die andere Mutter um dich. Diese Erfahrung muss man machen. Das ist etwas Besonderes, man lernt zu teilen, zu lieben, mit 24 gleichwertigen anderen. Automatisch ist die Definition von wichtigen Werten, wie Geben, Teilen, Gefühle, Liebe, Eifersucht, Geduld, Verständnis zeigen uvm. anders als bei Kindern einer sogenannten „normalen" Familie. Wenn du aus solch einer Familie kommst wie ich, erfährst du so viele Sachen, die dich im Leben weiterbringen. Du lernst viel, weil du schnell lernen musst, um nicht runterzufallen.

Mein Leben ging auch im Erwachsenenalter spannend weiter, nicht nur, weil ich Vater von fünf Kindern von unterschiedlichen, schönen Frauen aus unterschiedlichen Kulturen bin, sondern auch, weil ich Grenzerlebnisse hatte, seien sie gut oder schlecht, die mich geformt haben. Ich habe viele Menschen verloren und viele dazu gewonnen. Ich habe so viele schöne Dinge erlebt, aber auch sehr schmerzhafte Erfahrungen gemacht. Ich habe in meinem Leben fast alles probiert, denn ich bin ein Mensch, der ständig das Neue sucht und vor Risiken keine Angst hat, der bereit ist, bis zum Ende zu gehen, um zu wissen, was aus etwas wird.

Frauen waren und sind immer meine Leidenschaft gewesen, auch heute noch, wenn auch nicht mehr in diesen Mengen. Ein kleiner Star war ich immer gewesen, mein Star. Ich brauchte nicht den Erfolg von Robbie Willams, um bei den Frauen anzukommen. Frauen haben somit mein Leben sehr geprägt. Wichtig dabei ist, dass ich mich nicht verloren habe, sondern im Gegenteil mich stetig weiterentwickelt habe. Viele kennen mich als jemanden, der unkonventionell denkt und lebt, der sehr positiv ist, der ein guter Vater ist, dem die Freiheit (die innere und die äußere) fundamental wichtig ist, der an das Gute im Menschen glaubt, trotz mancher unschöner Vorfälle, der hilfsbereit ist und gerne verzeiht, kurz, als eine Person, die glücklich ist, wie sie ist, aber dennoch weitermacht.

Beruflich passierte sehr viel, vom Studium bis heute. Ich habe unterschiedliche Dinge gemacht und dabei habe ich nicht immer die Rahmenbedingungen beachtet, denn die bremsen meistens. Ich lebe und arbeite seit über 25 Jahren in Deutschland und arbeite heute als Erfolgs-Coach und Marketingberater. Ich berate Menschen und Firmen, wenn sie nicht mehr wissen, wie es weitergeht! Vor dem Coaching gab es, wie gesagt, noch vieles anderes: Studium, Geschäftsführer, Außenhandel, Firmengründer, Internet, PR, und, und, und...

Die Idee zu schreiben habe ich schon als Kind gehabt, aber erst die Erfahrungen aus meiner Tätigkeit als Berater und Coach brachten mich dazu, mein Hobby in die Tat umzusetzen. Da mein afrikanisch-inspiriertes Coaching gerade immer mehr Deutsche anspricht und ihnen hilft, habe ich mich auf Anraten einer Kundin entschlossen, meine Erfahrungen und Ratschläge in Büchern weiterzugeben.

Meine Begeisterung für alles, was mit Menschen zu tun hat ist fast selbstverständlich:

1. Seit 23 Jahren bin ich Vater und Erzieher von mehreren Kindern aus verschiedenen Kulturkreisen, dem afrikanischen und dem europäischen. Das macht für mich als Vater die Erziehung jedes Kindes anders und spannend, aber auch herausfordernd. Durch diese Kinder habe ich außerdem viele andere Kinder und Eltern kennengelernt.

2. Durch meine Erziehung habe ich gelernt, dass Werte und Persönlichkeit sehr wichtig sind. Mein Vater, der beruflich sehr aktiv war als Politiker und hoher Beamter des Landes, fand immer Zeit am Wochenende, um uns Geschichten zu erzählen und Lieder beizubringen. Wir saßen dann stundenlang im Dunkel auf der Wiese vor unseren Häusern (dem Haus der Eltern und dem Haus der Kinder) und hörten ihm zu, seine Geschichte hatte immer mit etwas zu tun, was uns beschäftigte oder was uns als Individuum stärken würde. Er konnte aus einem Zitat aus der Bibel eine herzliche Geschichte erzählen. Diese Geschichten sind Jahrzehnte später immer noch in meinem Kopf. In Afrika sagt man, erst ein starker Mensch als Individuum macht eine starke Gesellschaft. Anders herum ist es ungesund. Die Gesellschaft wäre zwar stark, aber die Menschen darin kaputt und krank. Deswegen sollte jedes Kind seinen eigenen Weg suchen und finden und sich nicht immer dem Diktat der Allgemeinheit beugen. Alleine dastehen bedeutet nicht, dass die anderen Recht haben und auf Seite der Wahrheit stehen, nur weil sie viele sind. Du kannst Recht haben und sie alle

nicht. Man sollte keine Angst haben, den Weg zu nehmen, den kein anderer nimmt. Man kann es Sonderweg nennen. Dein Weg aber ist der richtige für dich.

Die Kinder, sagte mein Vater, müssen mit Werten und Liebe zur Selbstständigkeit und Unabhängigkeit erzogen werden. Kinder müssen so erzogen werden, dass sie aus eigenen Kraft das Gute vom Schlechten trennen können, erkennen können, was ihnen guttut, damit sie der Gesellschaft auch Gutes tun können. Die Kinder müssen so erzogen werden, dass sie glücklich sind und das Vertrauen haben, dass sie auch nach schwierigen Zeiten, die immer im Leben eines Menschen kommen, trotzdem weiter glücklich sein werden.

Solche Lehre begleitete mich und mit der Zeit war ich auch immer mehr davon überzeugt, dass das wichtig ist. Wir sehen in den westlichen Ländern, wie die Gesellschaft stark ist, aber viele Menschen schwach und krank sind.

In einer solchen Großfamilie musst du bestimmte Eigenschaften und Strategien entwickeln, um auf dich aufmerksam zu machen, ohne den anderen zu schaden. Vieles das dich sehr beschäftigt, passiert schon in sehr frühem Alter, unter anderem ist der Kampf um die Gerechtigkeit und Gleichheit zwischen allen Geschwistern gegenüber den Eltern sehr bedeutend. Da die Eltern nicht so viel Zeit für dich haben wie in einer Familie mit nur zwei Kindern, musst du sehr aufmerksam sein und manche deiner Probleme alleine lösen. Das bedeutet, dass du schon als Kind Philosoph, Psychologe und Therapeut bist.

Als ältester Sohn musste ich, nach der afrikanischen Kultur, schon sehr früh praktisch die Funktion eines Erziehers (hier Vater und Mutter) übernehmen. Dafür wurde ich auch speziell geschult. Das Beste dabei war, dass man die ältesten Kinder geschlechtsneutral ausbildete, damit sie gleichzeitig die Funktion von Papa und Mama übernehmen können. Das heißt, dass ich Papa und Mama bin, seitdem ich 10 war. Und heute freue ich mich sehr, diese Erfahrungen gemacht zu haben und dass ich die Chance hatte, meine jüngeren Geschwister mit zu erziehen und viel daraus für mich zu lernen. All das hat mir sehr bei der Erziehung von meinen eigenen Kindern geholfen. Aus diesen Erfahrungen habe ich sehr viel gelernt und viel Wissen gesammelt, das man kaum aus Büchern lernen kann.

3. Als Coach und Berater habe ich viele Menschen, Frauen, Männer, Paare, Kinder aus unterschiedlichen Kontinenten, Kulturen, sozialen und beruflichen Kreisen betreut.

Ich schreibe, wie ich bin. Ich schreibe vielseitig, weil mein Leben auch vielseitig ist und keinen "normalen und üblichen und planmäßigen" Weg, wie die Menschen ihn gewohnt sind, genommen hat. Das wollte ich auch nie so haben. Ich war und bin die Art von Mensch, die man üblicherweise Lebenskünstler nennt. Unkonventionell, frei in meiner Person und in meiner Denkweise, unabhängig von Etabliertem, das ich aber voll respektiere. Meine Werte sind Liebe, Gerechtigkeit, Verzeihen können, Kulanz, Optimismus, Freigiebigkeit, Verantwortung tragen, Freiheit mit mir selbst und mit anderen und dazu noch guter Vater sein.

Fast alle meine Bücher beruhen auf wahren Begebenheiten. Ich schreibe Bücher über moderne Themen, die die Menschen und die Gesellschaft bewegen, Bücher über schwere Schicksale, Tabuthemen, Ethik und Moral, über Erziehung, über das Glück. Ich schreibe auch Ratgeberbücher und Kinderbücher mit interkulturellem Hintergrund, da meine Kinder in interkulturellen Verhältnissen leben. Ich bringe Erfahrungen aus zwei unterschiedlichen Kulturen mit, die ich vereinen musste, um meinen Kindern das Bestmögliche zu geben.

Dieses Wissen und diese Erfahrungen waren für Menschen, die meinen Rat gesucht haben, stets eine große Bereicherung.

Meine afrikanisch-inspirierten Tipps und Tricks helfen in allen Lebensbereichen von Kindererziehung über Partnerschaft, Sexualität, Gesundheit, Ernährung bis zum Glücklichsein. Auch noch so harte Nüsse können weichgekocht werden und das alles mit Liebe, Geduld, Konsequenz und Gerechtigkeit. Dafür ist es sehr wichtig sich selbst zu kennen, zu lieben und sich selbst zum Glücklichsein zu erziehen.

Mein Schreibstil ist authentisch und angenehm zu lesen. Die Wortwahl ist einfach, unkompliziert, verständlich, sowie deutlich. Meine Bücher sollen neugierig und nachdenklich machen und Spaß und Lust am Lesen wecken. Ich möchte meinen Stil unbedingt beibehalten, damit die Leser mich so kennen, so akzeptieren und durch ihn auch erkennen, dass ich kein gebürtiger Deutscher bin. Das ist mein Anreiz, auf Deutsch zu schreiben.

Lies meine Bücher, und du wirst verstehen, was ich über mich geschrieben habe. Gerne können wir weiter streiten, diskutieren und ausdiskutieren und Frieden schließen. Gerne lese ich auch dein Lob.

Meine Autorenseite ist: www.dantse-dantse.com,

E-Mail: Leser@dantse-dantse.com

Meine Coachingseite ist: www.mycoacher.jimdo.com,

E-Mail: mycoacher@yahoo.de

DIFO - DANTSE IMMUN FORTE
Life & health protect energy sauce

Die therapeutische, magische Gesundheits-Sauce aus Ingwer, Knoblauch, Zwiebel, Chili und vielem mehr. Eine Sauce, die körperliche und psychische Krankheiten heilt und magisch schmeckt. Die wunderscharfe Sauce bekämpft sehr wirksam Krankheiten und macht außerdem schlank.

Eine echte Delikatesse zu Fleisch, Fisch, Käse, Weißbrot, Reis, Nudeln etc. Regelmäßig gegessen wirst du ein dauerhaftes Ergebnis und allgemeines Wohlbefinden verspüren. Diese Sauce sollte nicht mehr auf deiner Speisekarte fehlen! Sie wird auch nie mehr fehlen, sobald du sie das erste Mal probiert hast!

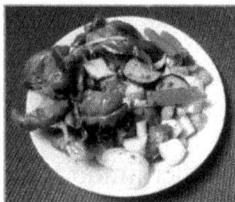

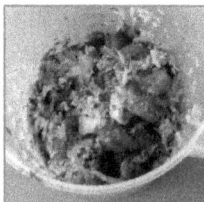

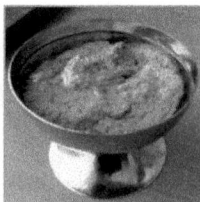

Möchtest du diese Sauce bestellen? Dann gehe auf www.mycoacher.jimdo.com! Mehr Info über DIFO – DANTSE IMMUN FORTE findest du in meinem Buch **Nutrazeutika** (ISBN 97839465581492).

DIFO-Immun-Formel,
trägt zur normalen Funktion des Immunsystems bei.
(enthält Vitamine A, B und C außerdem Natrium, Calcium, Kalium, Magnesium, Silizium, Schwefel, Phosphor, Iod, Eisen, Zink)

DIFO schützt deinen Körper vor Krankheitserregern und hilft dir bei sämtlichen Erkrankungen **schneller gesund zu werden.**
Damit dein Immunsystem stark bleibt empfehle ich DIFO®:

- Mit der einzigartigen „Vital-Formel" aus bewährten Pflanzen
- Mit der Kraft der Natur
- Enthält wichtige Mineralien, die Zellen vor oxidativem Stress schützen
- Enthält bereits die Tagesdosis an Vitamin C, A und mehr
- Enthält wichtige Aminosäuren

DIFO, die leckere therapeutische Sauce zur optimalen Stoffwechsel-Harmonisierung

Weitere Bücher des Autors bei indayi edition (Auszug)

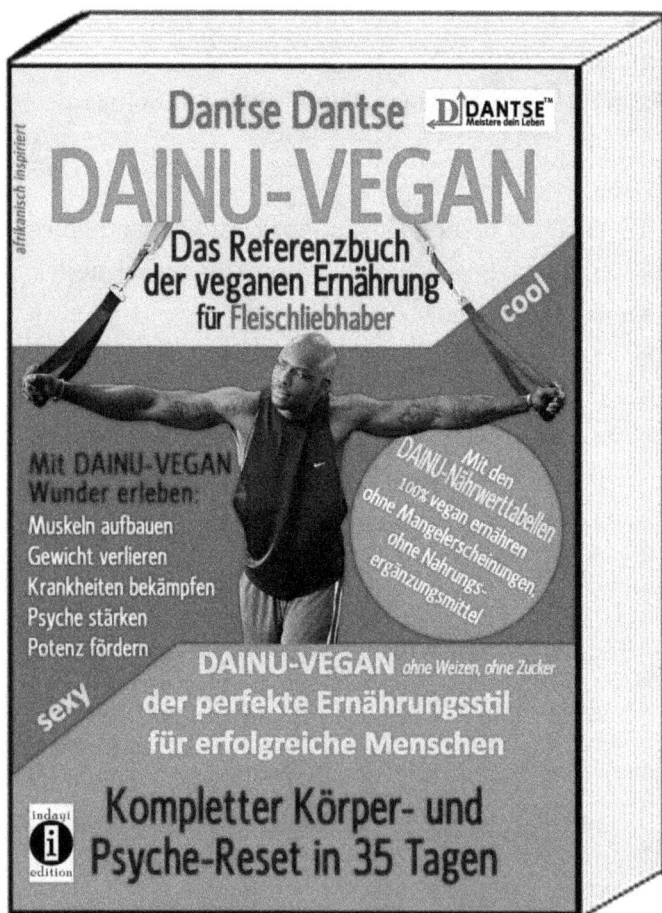

Dantse Dantse **D**DANTSE™ Meistere dein Leben

afrikanisch inspiriert

DAINU-VEGAN

Das Referenzbuch der veganen Ernährung
für Fleischliebhaber

cool

Mit DAINU-VEGAN Wunder erleben:
Muskeln aufbauen
Gewicht verlieren
Krankheiten bekämpfen
Psyche stärken
Potenz fördern

Mit den DAINU-Nährwerttabellen
100% vegan ernähren
ohne Mangelerscheinungen,
ohne Nahrungs-
ergänzungsmittel

DAINU-VEGAN ohne Weizen, ohne Zucker

sexy

der perfekte Ernährungsstil
für erfolgreiche Menschen

indayi i edition

Kompletter Körper- und Psyche-Reset in 35 Tagen

Dantse Dantse
Smart Coaching – knapp auf den Punkt gebracht

Gesund & geheilt

mit der
Lebensmittelapotheke

Das komplette

mit Fett-weg Diät-Programm

Selbsthilfe-Handbuch

Moringa
Wundermittel gegen Krebs

Ingwer
gegen Erkältung

afrikanisch inspiriert – wissenschaftlich fundiert

Chili Schoten
gegen Bluthochdruck
...und über 30 mehr

Neu:
* Was den Körper krank macht
* Gifte in Lebensmitteln
* Mineralstoffe und Vitamine
* Saure und basische Lebensmittel

Dantse Dantse
Smart Coaching – knapp auf den Punkt gebracht

Krankheiten heilen mit Lebensmitteln

basisch
Vitamine
Mineralien

Was hilft gegen welche Krankheiten?

Alzheimer
Bluthochdruck
Depression
Erkältungen
Migräne
Krebs
Rheuma
Zahnschmerzen

altes Wissen
neue Erkenntnisse

...und über 30 mehr

DantseLOGIK

Dantse Dantse
Smart Coaching – knapp auf den Punkt gebracht

So macht uns Ernährung krank und Weißmehl blöd

freie Radikale
Zusatzstoffe
Gifte

Mein Weißmehl-Experiment

Welche Lebensmittel verursachen
& verstärken welche Krankheiten

Alzheimer
Bluthochdruck
Depression
Erkältungen
Migräne
Krebs
und viele mehr!

afrikanisch inspiriert – wissenschaftlich fundiert

altes Wissen
neue Erkenntnisse

Dantse Dantse
Smart Coaching – knapp auf den Punkt gebracht

Ohne Medikamente auskommen

Antioxidantien
Mineralien
Vitamine

Iss & trink dich gesund!

Eine basische Ernährung, die heilt,
fit, jung macht und Fett verbrennt!

Gutes Öl
Knoblauch
Ingwer
Broccoli
Zwiebel

afrikanisch inspiriert – wissenschaftlich fundiert

...und vieles mehr!

altes Wissen
neue Erkenntnisse

DANTSE

267

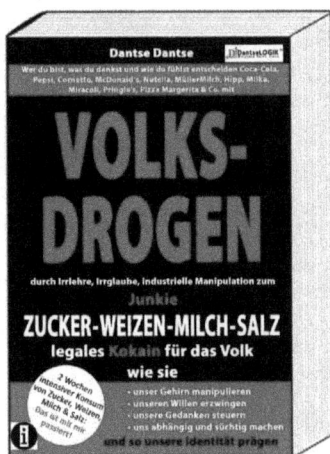

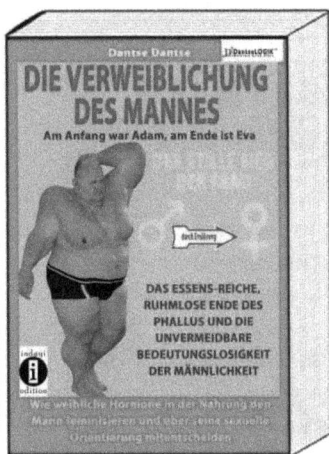

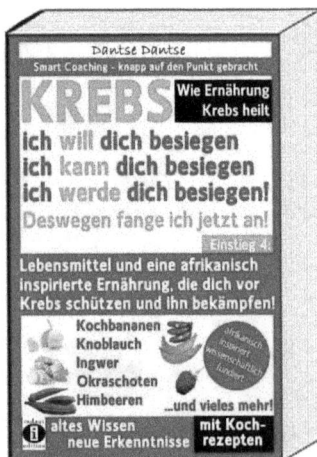

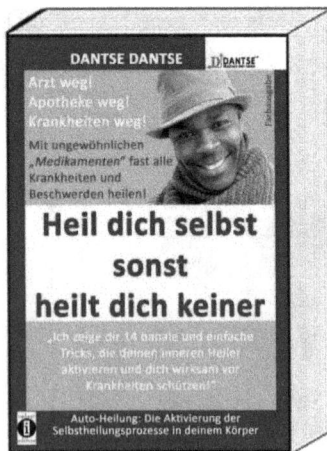

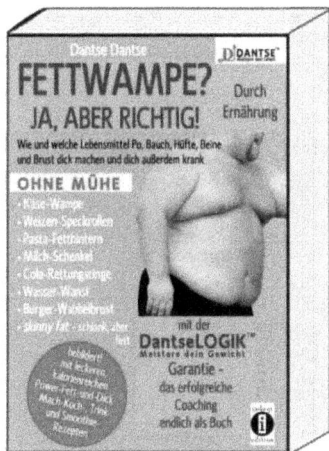

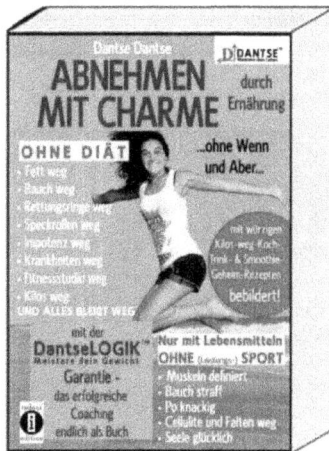

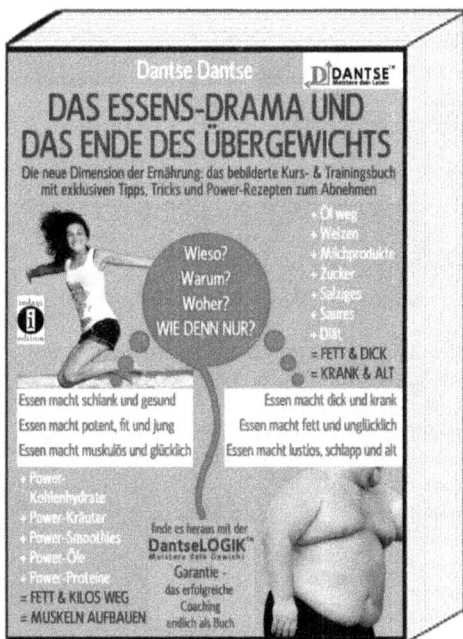

269

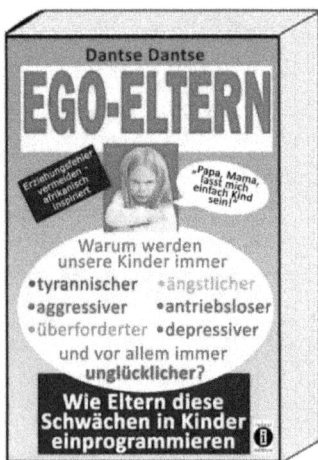

Dantse Dantse

EGO-ELTERN

Erziehungsfehler
vermeiden -
afrikanisch
inspiriert

»Papa, Mama,
lasst mich
einfach Kind
sein!«

Warum werden
unsere Kinder immer
- tyrannischer • ängstlicher
- aggressiver • antriebsloser
- überforderter • depressiver
und vor allem immer
unglücklicher?

**Wie Eltern diese
Schwächen in Kinder
einprogrammieren**

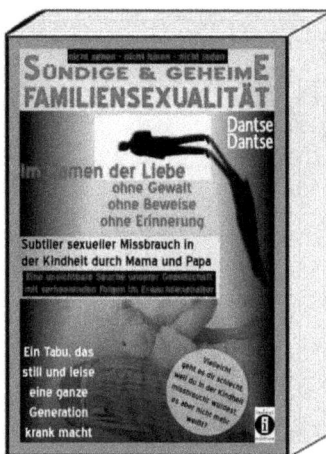

nicht schwul · nicht haben · nicht jeden

SÜNDIGE & GEHEIME
FAMILIENSEXUALITÄT

Dantse
Dantse

Im Namen der Liebe
ohne Gewalt
ohne Beweise
ohne Erinnerung

Subtiler sexueller Missbrauch in
der Kindheit durch Mama und Papa

Ein Tabu, das
still und leise
eine ganze
Generation
krank macht

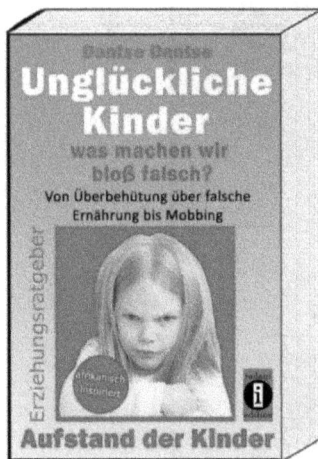

Dantse Dantse

Unglückliche
Kinder

was machen wir
bloß falsch?

Von Überbehütung über falsche
Ernährung bis Mobbing

Erziehungsratgeber

afrikanisch
inspiriert

Aufstand der Kinder

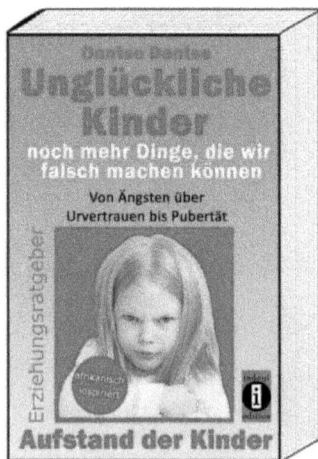

Dantse Dantse

Unglückliche
Kinder

noch mehr Dinge, die wir
falsch machen können

Von Ängsten über
Urvertrauen bis Pubertät

Erziehungsratgeber

afrikanisch
inspiriert

Aufstand der Kinder

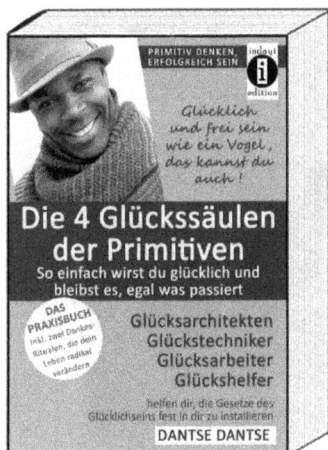

PRIMITIV DENKEN, ERFOLGREICH SEIN

Glücklich und frei sein wie ein Vogel, das kannst du auch!

Die 4 Glückssäulen der Primitiven

So einfach wirst du glücklich und bleibst es, egal was passiert

DAS PRAXISBUCH
inkl. zwei Dankes-Ritualen, die dein Leben radikal verändern

Glücksarchitekten
Glückstechniker
Glücksarbeiter
Glückshelfer

helfen dir, die Gesetze des Glücklichseins fest in dir zu installieren

DANTSE DANTSE

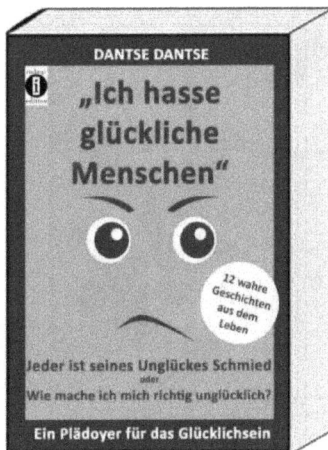

DANTSE DANTSE

„Ich hasse glückliche Menschen"

12 wahre Geschichten aus dem Leben

Jeder ist seines Unglückes Schmied
oder
Wie mache ich mich richtig unglücklich?

Ein Plädoyer für das Glücklichsein

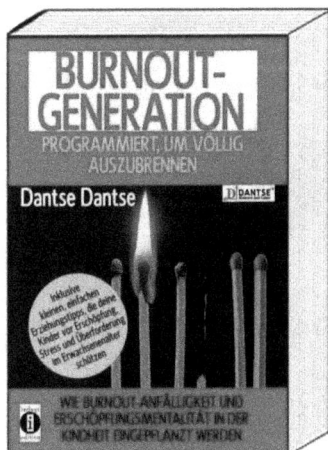

BURNOUT-GENERATION

PROGRAMMIERT, UM VÖLLIG AUSZUBRENNEN

Dantse Dantse

inklusive kleinen, einfachen Erziehungstipps, die deine Kinder vor Erschöpfung, Stress und Überforderung im Erwachsenenalter schützen

WIE BURNOUT-ANFÄLLIGKEIT UND ERSCHÖPFUNGSMENTALITÄT IN DER KINDHEIT EINGEPFLANZT WERDEN

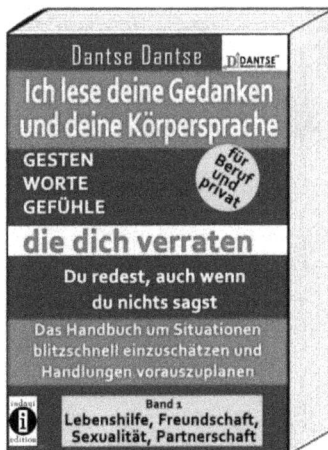

Dantse Dantse

Ich lese deine Gedanken und deine Körpersprache

GESTEN
WORTE
GEFÜHLE

für Beruf und privat

die dich verraten

Du redest, auch wenn du nichts sagst

Das Handbuch um Situationen blitzschnell einzuschätzen und Handlungen vorauszuplanen

Band 1
Lebenshilfe, Freundschaft, Sexualität, Partnerschaft

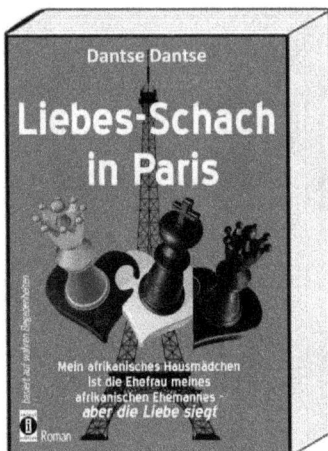

Dantse Dantse

Liebes-Schach in Paris

Mein afrikanisches Hausmädchen ist die Ehefrau meines afrikanischen Ehemannes – *aber die Liebe siegt*

Roman

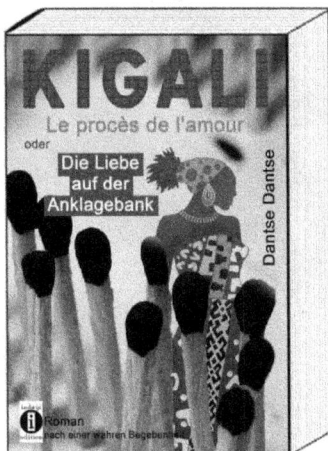

KIGALI

Le procès de l'amour

oder

Die Liebe auf der Anklagebank

Dantse Dantse

Roman
nach einer wahren Begebenheit

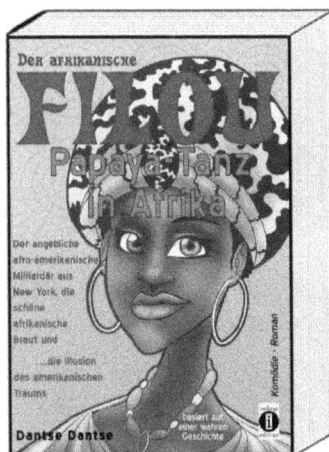

Der afrikanische

FRAU

Papaya-Tanz in Afrika

Der angebliche afro-amerikanische Milliardär aus New York, die schöne afrikanische Braut und ...die Illusion des amerikanischen Traums

basiert auf einer wahren Geschichte

Komödie - Roman

Dantse Dantse

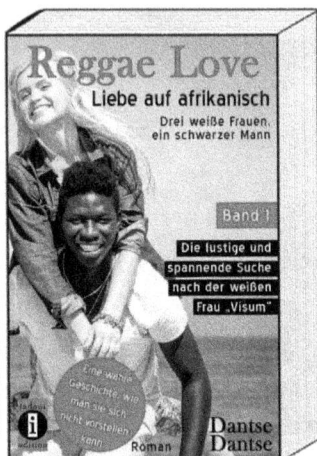

Reggae Love

Liebe auf afrikanisch

Drei weiße Frauen, ein schwarzer Mann

Band 1

Die lustige und spannende Suche nach der weißen Frau „Visum"

Eine wahre Geschichte, wie man sie sich nicht vorstellen kann

Roman

Dantse Dantse

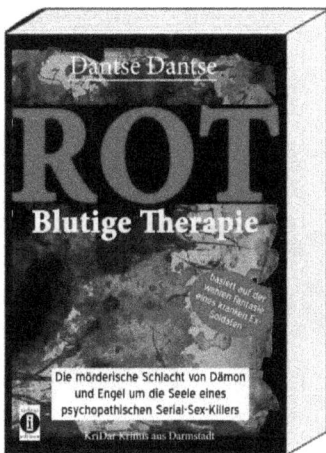

Dantse Dantse

ROT
Blutige Therapie

Die mörderische Schlacht von Dämon
und Engel um die Seele eines
psychopathischen Serial-Sex-Killers

KriDar Krimis aus Darmstadt

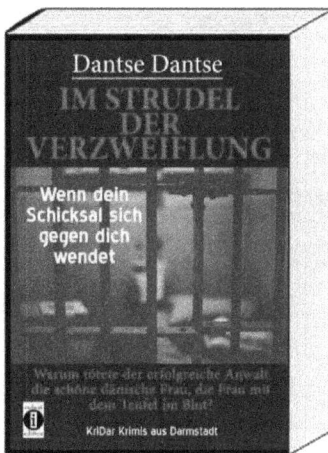

Dantse Dantse

IM STRUDEL
DER
VERZWEIFLUNG

Wenn dein
Schicksal sich
gegen dich
wendet

Warum tötete der erfolgreiche Anwalt
die schöne dänische Frau, die Frau mit
dem Teufel im Blut?

KriDar Krimis aus Darmstadt

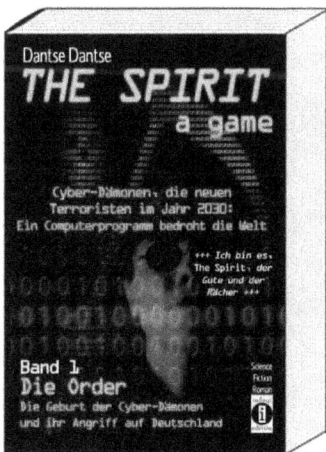

Dantse Dantse

THE SPIRIT
a game

Cyber-Dämonen, die neuen
Terroristen im Jahr 2030:
Ein Computerprogramm bedroht die Welt

+++ Ich bin es,
The Spirit, der
Gute und der
Rächer +++

Band 1:
Die Order
Die Geburt der Cyber-Dämonen
und ihr Angriff auf Deutschland

Science
Fiction
Roman

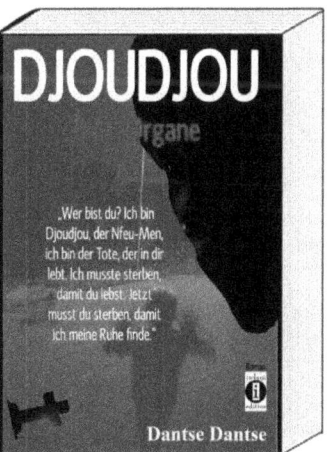

DJOUDJOU
rgane

„Wer bist du? Ich bin
Djoudjou, der Nfeu-Men,
ich bin der Tote, der in dir
lebt. Ich musste sterben,
damit du lebst. Jetzt
musst du sterben, damit
ich meine Ruhe finde."

Dantse Dantse

273

Weitere Bücher von indayi edition
(Auszug)

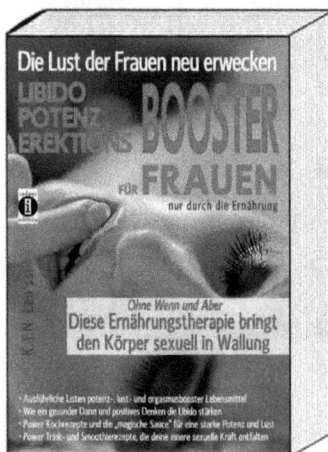

Die Lust der Frauen neu erwecken

LIBIDO POTENZ EREKTIONS **BOOSTER**

FÜR **FRAUEN**
nur durch die Ernährung

Ohne Wenn und Aber
Diese Ernährungstherapie bringt
den Körper sexuell in Wallung

- Ausführliche Listen potenz-, lust- und orgasmusbooster Lebensmittel
- Wie ein gesunder Darm und positives Denken die Libido stärken
- Power Kochrezepte und die „magische Sauce" für eine starke Potenz und Lust
- Power Trink- und Smoothierezepte, die deine innere sexuelle Kraft entfalten

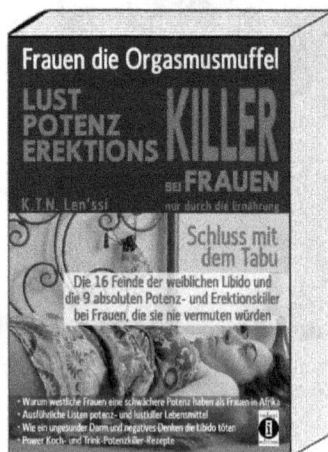

Frauen die Orgasmusmuffel

LUST POTENZ EREKTIONS **KILLER**

BEI **FRAUEN**
K.T.N. Len'ssi   nur durch die Ernährung

Schluss mit
dem Tabu
Die 16 Feinde der weiblichen Libido und
die 9 absoluten Potenz- und Erektionskiller
bei Frauen, die sie nie vermuten würden

- Warum westliche Frauen eine schwächere Potenz haben als Frauen in Afrika
- Ausführliche Listen potenz- und lustkiller Lebensmittel
- Wie ein ungesunder Darm und negatives Denken die Libido töten
- Power Koch- und Trink-Potenzkiller-Rezepte

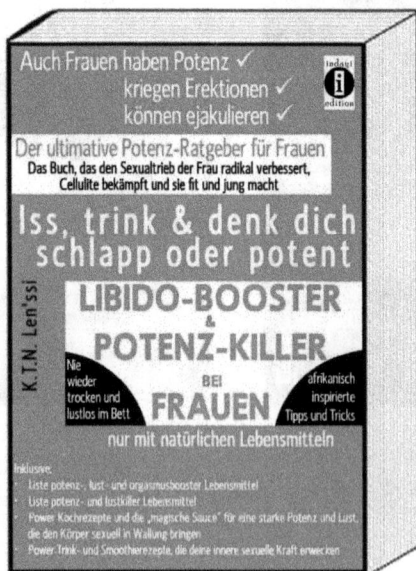

Auch Frauen haben Potenz ✓
kriegen Erektionen ✓
können ejakulieren ✓

Der ultimative Potenz-Ratgeber für Frauen
Das Buch, das den Sexualtrieb der Frau radikal verbessert,
Cellulite bekämpft und sie fit und jung macht

Iss, trink & denk dich
schlapp oder potent

LIBIDO-BOOSTER
&
POTENZ-KILLER

Nie
wieder
trocken und
lustlos im Bett

BEI
FRAUEN

afrikanisch
inspirierte
Tipps und Tricks

nur mit natürlichen Lebensmitteln

Inklusive:
- Liste potenz-, lust- und orgasmusbooster Lebensmittel
- Liste potenz- und lustkiller Lebensmittel
- Power Kochrezepte und die „magische Sauce" für eine starke Potenz und Lust,
  den Körper sexuell in Wallung bringen
- Power Trink- und Smoothierezepte, die deine innere sexuelle Kraft erwecken

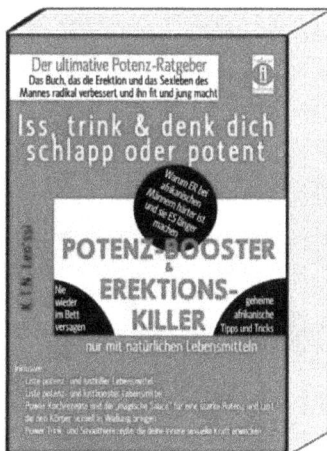

Der ultimative Potenz-Ratgeber
Das Buch, das die Erektion und das Sexleben des Mannes radikal verbessert und ihn fit und jung macht

Iss, trink & denk dich schlapp oder potent

Warum ES bei afrikanischen Männern härter ist und sie ES länger machen

POTENZ-BOOSTER & EREKTIONS-KILLER

Nie wieder im Bett versagen — geheime afrikanische Tipps und Tricks

nur mit natürlichen Lebensmitteln

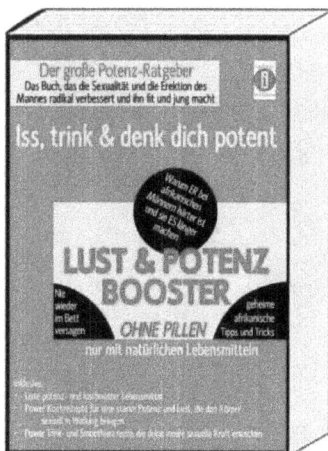

Der große Potenz-Ratgeber
Das Buch, das die Sexualität und die Erektion des Mannes radikal verbessert und ihn fit und jung macht

Iss, trink & denk dich potent

Warum ES bei afrikanischen Männern härter ist und sie ES länger machen

LUST & POTENZ BOOSTER
OHNE PILLEN

Nie wieder im Bett versagen — geheime afrikanische Tipps und Tricks

nur mit natürlichen Lebensmitteln

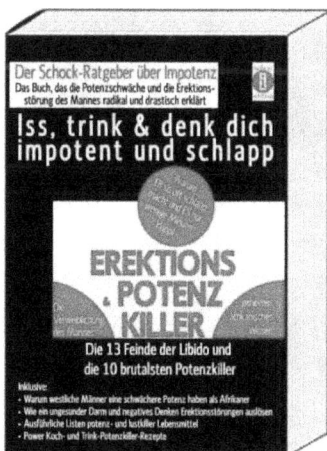

Der Schock-Ratgeber über Impotenz
Das Buch, das die Potenzschwäche und die Erektionsstörung des Mannes radikal und drastisch erklärt

Iss, trink & denk dich impotent und schlapp

EREKTIONS & POTENZ KILLER

Die 13 Feinde der Libido und die 10 brutalsten Potenzkiller

Inklusive:
- Warum westliche Männer eine schwächere Potenz haben als Afrikaner
- Wie ein ungesunder Darm und negatives Denken Erektionsstörungen auslösen
- Ausführliche Listen potenz- und lustkiller Lebensmittel
- Power Koch- und Trink-Potenzkiller-Rezepte

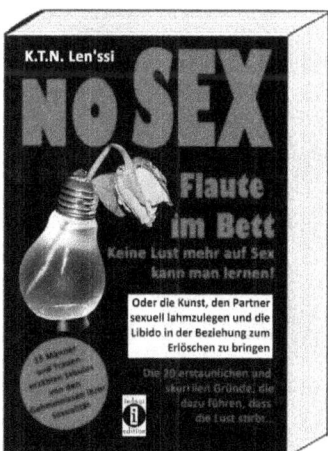

K.T.N. Len'ssi

NO SEX

Flaute im Bett

Keine Lust mehr auf Sex kann man lernen!

Oder die Kunst, den Partner sexuell lahmzulegen und die Libido in der Beziehung zum Erlöschen zu bringen

Die 20 erstaunlichen und skurrilen Gründe, die dazu führen, dass die Lust stirbt...

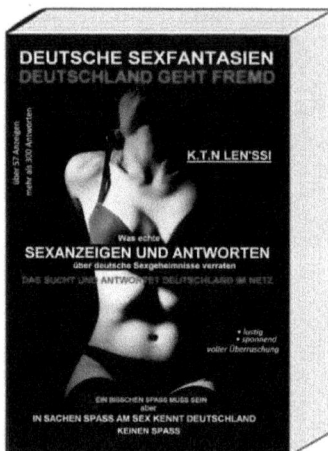

DEUTSCHE SEXFANTASIEN
DEUTSCHLAND GEHT FREMD

über 57 Anzeigen
mehr als 300 Antworten

K.T.N LEN'SSI

Was echte
SEXANZEIGEN UND ANTWORTEN
über deutsche Sexgeheimnisse verraten
DAS SUCHT UND ANTWORTET DEUTSCHLAND IM NETZ

• lustig
• spannend
voller Überraschung

EIN BISSCHEN SPASS MUSS SEIN
aber
IN SACHEN SPASS AM SEX KENNT DEUTSCHLAND
KEINEN SPASS

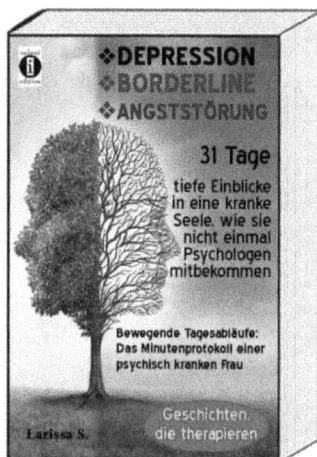

❖DEPRESSION
❖BORDERLINE
❖ANGSTSTÖRUNG

31 Tage

tiefe Einblicke
in eine kranke
Seele, wie sie
nicht einmal
Psychologen
mitbekommen

Bewegende Tagesabläufe:
Das Minutenprotokoll einer
psychisch kranken Frau

Larissa S.   Geschichten,
die therapieren

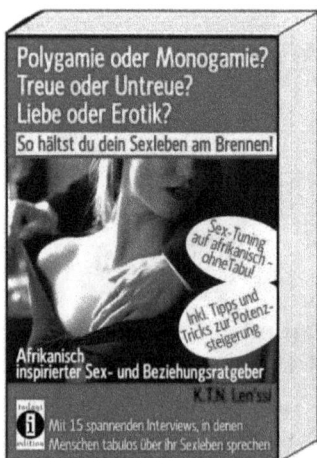

Polygamie oder Monogamie?
Treue oder Untreue?
Liebe oder Erotik?
So hältst du dein Sexleben am Brennen!

Sex-Tuning
auf afrikanisch -
ohne Tabu!

Inkl. Tipps und
Tricks zur Potenz-
steigerung

Afrikanisch
inspirierter Sex- und Beziehungsratgeber
K.T.N Len'ssi

Mit 15 spannenden Interviews, in denen
Menschen tabulos über ihr Sexleben sprechen

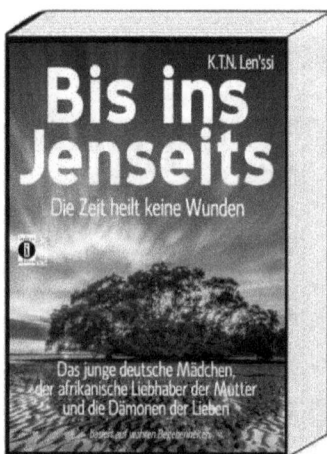

K.T.N. Len'ssi

Bis ins
Jenseits
Die Zeit heilt keine Wunden

Das junge deutsche Mädchen,
der afrikanische Liebhaber der Mütter
und die Dämonen der Lieben